進階
希塔療癒

加速連結萬有
徹底改變你的生命！

維安娜・斯蒂博 Vianna Stibal——著
安老師（陳育齡）——譯

目錄

【作者序】

寫給讀者

希塔療癒是爲了有能力且想要貢獻給世界的人而創造。這些人可以有意識地去幫助他人找到屬於自己藍圖的使命，並拿回自己的力量與內在神性光裡的眞善美，同時富有慈悲心和理解力，可以在我們的存有界去開創豐富的人生經驗。

我希望這本書可以引導您找到自己的道路與屬於自己內在的力量，使您知道如何去連接創造的能量，並找到力量來協同合作，邁出巨大的步伐，爲所有人創造更好的存在與理解何謂一切萬有。

——維安娜．斯蒂博

希塔療癒創辦人

關於希塔療癒的純粹性，我是活生生的見證。希塔療癒裡的這些信息來自：與造物主的對話、數千次的解讀和療癒，更不用說還有與維安娜的學生和導師們的互動以及多年希塔療癒課程的累積。這些想法和過程是自然形成的，從來就不是濫用其他能量療癒模式的信息而設計出來。希塔療癒所使用的資源和訊息，可供所有希望了解這項療癒法的人使用。

希塔療癒始自美國的一個保守社區，至今儼然已成爲全世界都在運用的療癒法。這一路上時常遇到相當大的挑戰，我對希塔向來取得成功感到驚訝。「希塔療癒」排除萬難，成爲黑暗中的一盞明燈，希塔是來自於神的禮物。

有許多人以自己的方式做出了貢獻，促成希塔療癒成爲現在這樣的能量療法形態。這些人包括了個案、學生、療癒師和認證教師，他們在不同程度上做出了不可忽視的貢獻。然而，無論有多少人參與了希塔療癒、也無論有多少人教授了這門療癒法，不可避免的事實仍然是——這一切都來自於「她」的決心、勇敢和純正的信念。她，是維安娜。

親眼目睹了這第一手的發展，我可以坦然地說，我在維安娜身上所見到的眞理、信心和決心，從未在誰身上也看到過。對我來說，這就是爲什麼她會成爲希塔療癒裡充滿愛的領導者、更是唯一有資格的帶領者，我也相信這就是信息是透過她來傳遞的原因。許多人很愛神，但我很少看到有人已站在神聖的光中，還堅信著神是一切萬有的創造者。

本書的內容來自於維安娜的願景和親身經歷，是心靈療癒的指南——透過一切萬有造物主進行療癒。其餘的，就取決於您和您的信念。

蓋伊・斯蒂博（Guy Stibal）

希塔療癒創辦人的先生

【譯者序】
改變就從希塔開始！

在這個不平靜的時代，希塔療癒像一座燈塔，可以帶給我們希望。你想要創造怎樣的世界由你決定，你創造自己的實相！

我喜歡這套療法，因爲一切都是自己設定好的，未來的旅程等著你跟造物主一起共同前進開創。

希塔療癒在國外已經盛行了二十餘年，是這幾年開始在我們華語世界蓬勃發展。人們開始覺醒，開始探索靈性療癒，靈性療癒開始在全球各地如雨後春筍般的成長，很明顯地，地球的神聖時機即將到來，未來將會是一個充滿靈性的世界，整個世界正在轉變當中。心中有堅定的信心（Faith），將能夠支持你走在該走的道路上。

很榮幸有機會可以翻譯此書，我相信這本書會帶給大家滿滿的正能量，帶給這個社會滿滿的愛！當大家開始覺醒時，願意相信自己是神性光的一部分，就可以使用這個能量來創造所有的一切。

維安娜常常說，我們人腦就像超級電腦，任何的念頭都比光速還要快速，要保持正念，正向思考！當大家頻率變高、充滿正念的時候，我們美麗的家園，就會變成像天堂般充滿著光和愛，大家過得富足豐盛與快樂健康！

這本書裡有許多的正面語詞，是我們希塔課程裡面所說的「下載」，如果你沒有學習過希塔的話，建議可以每個句子念三十天，也會對你有幫助，可以試試看！如果你已經學過希塔了，直接下載即可，願你每天生活在高頻的世界裡！書裡還有維安娜老師親身經歷的故事，生動有趣，把這本書當作故事書來看吧，你一定會收穫很多！此外，也有許多有趣的練習，像是折疊時間、記得未來、可以看到自己的藍圖使命、神聖時機等等，都是我覺得非常實用的。

如果你看完非常喜歡這本書，請推薦給身邊的朋友，這是一本能夠幫助大家且簡單易懂的工具書，改變就從希塔開始！

感謝我的靈魂姊妹蘇菲幫忙整理內文，還有我家人朋友在我身邊支持我，最感謝橡樹林張嘉芳總編輯的支持，同時感謝維安娜老師給我這麼多的機會翻譯，讓我成長了很多。

我最喜歡維安娜老師說的一句話：「有所作為」（Make a difference），而我也要送給大家一句話：「Dream Big」我們的靈魂創造力沒有任何限制，希望本書對你有所啓發，只要你全然的相信，夢想一定可以成眞！送滿滿的愛給讀者！

Ann

各界推薦

來自我們周圍世界的壓力越來越大，您需要了解自己的細胞在想什麼，以及細胞裡無窮無盡的力量，才能利用無條件愛的能量來釋放並創造機會。透過探索，更深層的理解自己，本書會讓你與自己的溝通對話更加清晰，進而去觸發細胞在存有中創造的信號。本書也提供了更進一步的機會來了解自己，是了解我們與他人的互動以及用於克服自我限制性信念的工具。透過希塔療癒，會創造出一個更理想的實像，使我們能夠在細胞中釋放掉負面情緒與信念，去發現生活中的奇蹟，並在啓發中創造。我們所有人的創建都是爲了走向有目的的存有，並在所有事物中充滿愛、喜悅和豐盛。願您在細胞內找到力量並實現您在這個存有中的最眞實本性，以及所尋求的答案。

——約書亞．斯蒂博（Joshua Stibal）和蕾娜．斯蒂博（Raena Stibal）

希塔療癒創辦人的兒子與媳婦

我不想活太久。因為我的生命雖然不悲苦，但也真的沒有什麼值得歡慶的。直到我接觸了希塔療癒，它撥開了層層雲霧，讓我發現原來無條件的愛一直都在。先不管是否能啓動或提升靈性，透過希塔，最起碼它提供了一種可能性，原來我們是可以豐盛地活著，歡慶地活著，好好地活著。而進階DNA更是希塔療癒的大禮包，可以從中測試到底有多少信念阻礙自己，怯於跨越挑戰或者安然享受生命。

感謝無條件的愛，感謝維安娜老師的分享，感謝安老師的翻譯，也感謝你，願意翻開此書。

——張宇

音樂創作人

四年前我突然立志在二〇二〇年八月要達成升等教授的目標，過程雖有艱辛但我從未想過放棄，我毫不遲疑奮力向前，這種莫名的決心連我自己都覺得奇怪，到底是哪裡來的勇氣啊？我始終沒有找到答案，只是奮力往前衝，直到我在二〇二〇年三月接觸希塔療癒，七月開始學習希塔療癒初階、進階及挖掘課程，我才恍然大悟——原來這一切都是爲了遇見一切萬有的造物主啊！

依照我的個性，若沒有升等成功，我絕不會花這麼多的時間學習希塔療癒。其實剛開始學習的時候，也有想過值得投入這麼多的時間學習嗎？但迄今學習半年多，我一天比一天慶幸自己的決定跟選擇，只能說學習希塔療癒是我到現在一輩子當中做的最正確抉擇之一。我深覺希塔療癒最強大之處是能幫助我們看見自己舊有的慣性、盲點及框架，同時清理及釋放所有的阻礙，讓我們充滿突破現狀的勇氣，感受自己每一個細胞每一天都洋溢著滿滿的光與愛、幸福與豐盛，面對生命中的所有目標，都能不再只是奮力地披荊斬棘，而是懷抱著喜悅探索生命，相信自己能輕鬆喜悅地創造生命中無限的可能及奇蹟，開心地創造豐盛與幸福，滿懷感恩一切萬有的造物主讓我體驗到這一切！也祝福所有讀者在日後的每一天都能感受到生命的豐盛與富足！

——彭于萍
輔仁大學教授

二

○二○年九月某夜，因晚期癌細胞侵蝕而時刻疼痛不已的先生從外面回來，當時的他尚能自行到處走動，臉上帶著我從未見過的表情，他對我說：「說了你一定不相信，我今天在捷運上有一個奇遇。」我說：「什麼奇遇？」他說：「轉車的時候遇到一個人，跑來跟我說她在做希塔療癒，請我給她幾分鐘爲我做即時療癒，減輕我的痛苦。」「她說我有一個守護天使是一隻很老很疲倦的山羊，我的守護天使說他會一直守護著我；而我比較適合住在北方，台灣對我來說太潮濕了，所以我的皮膚常會不舒服，你看我每天不停地擦乳液是有原因的……。重點是，我的肚子和骨頭那些很痛的地方，現在都不痛了。」這一段話，開啓我的希塔療癒學習之旅。

學習希塔是一份寶貴的禮物

釐清事實、整理爭點、分析環境條件和人等等各項變因，論述、架構、匡列解決方案並進行沙盤推演後再實際應用，是我主要的工作和思考方式，然而，無論工作或生活，最難解的，從來不是技術上的難題，而是人心。例如，明知均衡飲食、運動及正向思考是通向健康的道路，在陪伴先生抗癌一年多的日子裡，屢屢因他反其道而行，我變得焦慮沮喪並衍生許多問題。工作亦是如此，經過審慎評估得出的合法有效且對各方均有利的解決方案，因交易各方的某人無名卡關，導致案件延宕空轉徒生更多成本，在案件中屢見不鮮，能在繞很多圈子之後，達成共識結案，歸根究柢，往往是老天保佑。

二〇二〇年的我，在優秀同事們的全力支援下，有幸承辦多件具市場指標性的交易案件並且全部順利結案，過程中自然承受了各個複雜案件的種種壓力，生活上陪伴先生抗癌治療過程的起伏，還不時得處理婆家鄉土劇般的大小事務，加上每天早晚接送陪伴小五的女兒上下學、練球、比賽……等等的家長日常，還有領養的體弱大齡狗兒子飲食便溺照料等柴米油鹽，這些拉哩拉雜的壓力揹在身上，也難怪我從安老師和蘇菲老師的希塔初階課的自我介紹開始，就被教室裡滿滿的愛的正能量觸發，一開口就泣不成聲。也是從這裡，我領會到，能夠承認自己的軟弱害怕無力，而對外尋求幫助才是眞正勇敢堅強的開始。

學習希塔，初心是想爲先生療癒。一開始的想法仍是本著自己好強又求人不如求己的處世態度，希望能在正規的化放療及免疫高C和營養療法之外，利用這個另類療法隨時隨地減輕他的痛苦。面對先生每況愈下的身體，維安娜老師奇蹟治癒自己晚期骨癌的眞實經歷，讓我在無助焦慮中看見一道曙光。完全超乎預期的是，雖然先生的自由意志最後選擇了放棄和死亡做爲他的療癒方式，然而從我開始上課到寫下這篇文章的短短兩個多月當中，希塔療癒在我和女兒以及我的原生家庭產生劇烈的正面變化，讓我們每天都在大大小小的奇蹟當中不斷地見證一切萬有造物主/源頭強大的愛的能量，套句我女兒晶晶體的說法：「Thetahealing 的 miracle 已經多到我都不覺得是 miracle 了。」先生臨終前一個星期，用他從來沒用過的真摯口吻對我說：「我很高興你去學希塔療癒，你的個性太嚴肅太ㄍㄧㄥ了，看到你的改變，讓我很放心。」一直到他的告別式當天，我摯愛的原生家庭家人們在先生的告別式上，瞬間冰釋多年誤會，彼此和解感謝，透過這個奇蹟我才發現，原來，促成我學習希塔療癒是他送給我和我的家人們最寶貴的禮物。

希塔療癒的學習和訓練，讓我跟女兒透過信念的挖掘和轉換，坦然地用愛來學習面對親人死亡的人生課題。我們接受事實，面對悲傷，更重要的是，我們理解到，死亡不是分離，而是存有的形式轉換；在醫院、靈堂和殯儀館等處，每天看到大體和各種宗教儀式，對我和女兒來說，印象中的恐懼不復存在，轉而是對逝者和其親人的祝福；過程中我們接收到許許多多靈魂家人的愛和關懷照料，是未接觸希塔前，痲瓜的我們無法想像的。在送先生骨灰到屏東塔位深夜北返的路上，接到大老師 Josh 和 Raena 從加拿大傳來關心我和女兒近況的訊息，更讓我們感到暖心和感謝。

享受在第三界的豐盛人生

希塔療癒的好處如果只是純感性（當然，「凡事感謝」「愛人愛己」……這些書上有寫請自己看，各種美德必須持續累積），在現代人的忙碌生活中，恐怕很難持續地執行太久。希塔療癒是透過簡單易學的冥想，在腦波處於希塔波的狀態下，由自己和所信仰的一切萬有的造物主／源頭（可以是耶穌基督、佛陀、阿拉、濕婆神……並不需要改變人的信仰中心）連結，以療癒身心靈的一種非常有效率的方法。我利用希塔療癒學到的小撇步，每天更有效率地掌握時間，改善我跟女兒的互動關係，也在生活上產生大大小小的確幸，小至顯化在車水馬龍中準時上學、顯化在繁忙的台北市區馬上找到超方便好停甚至免費的超大停車位、顯化找到東西、爲拉肚子咳嗽的狗兒子做即時療癒見證牠迅速康復（不過，無論是人或動物生病還是要去看專業醫生，ok？），大事如改善家庭關係、女兒明明沒打好卻幸運地在高球比賽拿到貨眞價實的冠軍、還在不到一週的時間內申請到她喜歡的新學校，我工作上的案件順利完成以及客戶和案件量增加等等，加上從希塔療癒學習到信念和感覺的轉換，迅速地帶領我跟女兒走出先生離世所陷入的傷痛幽谷、迎向更璀璨的人生，這些在生活上和事業上的正向助力，讓我無畏地丟掉偶包，冒著被原來的同溫層嘲笑怪力亂神的可能，寫下我的見證。

從上課和反覆閱讀與練習中發現，維安娜老師的書鉅細靡遺、完全不藏私地闡述希塔療癒的各種觀念和療癒方法，以及有效療癒的指導方針，《進階希塔療癒》這本書則是包含非常多的信念轉換和下載，也介紹更多實用的觀念和麻瓜都會的練習法門。透過閱讀及上課和老師同學們一起練習，或是接受專業希塔療癒師的療癒，確實能迅速有效療癒身心靈並且改善生活。簡言之，一切萬有造物主/源頭創造人類和萬事萬物的目的，並非讓我們來受苦，要輕鬆簡單地獲得喜樂豐盛的人生絕對是有可能的，祝福大家和我們一起帶著滿滿的愛和喜樂的心學習和享受在這第三界的豐盛人生。

送滿滿的光跟愛和包著尿布的可愛小天使給大家。

——魏薏玲

Winnie Wei 美國律師

美國波士頓大學銀行證券法學碩士

協合國際法律事務所資深顧問

希塔療癒初階、進階、挖掘認證講師

希塔療癒初階、進階、挖掘、豐盛顯化、人體直觀認證療癒師

二〇二〇年十二月十九日

首先，非常感恩維安娜老師創辦如此全面有系統又深入有效的能量療法；其次，感恩安安老師將希塔療癒引入到中國，讓我們有幸學習到這麼好的療法。本人學習希塔療癒已一年半，回首這一年多，有太多的奇蹟與顯化出現在我生活當中。我對這個療法無比熱愛，同時也更加堅定我的人生使命，是用服務心和純粹的愛心去幫助更多的人找回自己、拿回自己的力量，走在自己的生命藍圖上，活出自己，走向光與愛的源頭中。

在這一年多的時間裡，我見證我們服務中心無數學員的變化和奇蹟：有些在懷孕期間某些檢查指數未達標準，做了希塔療癒後不僅恢復正常，還生出非常健康活潑可愛的孩子；有些則是持續負債、停滯不前，投資經常失敗，透過希塔療癒指引，更加有方向和智慧，投資也收益許多；有些高血壓患者可以停止服藥，血壓值依然正常；有些在家庭關係、人際關係有阻礙的，也透過希塔療癒修復了關係……。每次看到大家的見證只有滿滿的感動，讓我更有力量前行，期待更多的家人可以走進希塔療癒，自我成長之後幫助更多人。

——陳潔

中國心之光療癒平台創始人、希塔療癒中國主辦方
二〇二〇年希塔療癒導師班服務團隊成員

二〇一九年九月初我結緣了希塔療癒，還清晰地記得，看到這幾個字時有種似曾相識的感覺，隨即看到朋友分享學成後的感受，當時我渾身有種過電和被灌頂的感覺，同時聽到自己內在強而有力的聲音：這是我需要的。還沒有開始學習，我就決定要辭去很多人眼中的穩定工作，順應內心走上這條心靈奇旅。

二〇二〇年一月初安老師來蘇州，這是我第一次見她，好親切，好溫暖，沒有老師架子，很有愛。在整個體驗過程中，我多次感動落淚，特別是連結到造物主的那一刻，無法用言語表達我的激動，整個身體都在顫抖，牙齒在打架，還清楚地聽到很大聲的「歡迎回家」，一直重複著；還有好白好白刺眼的光，有種順著向上走的感覺，幾乎淚崩，完全收不住。我瞬間明白，這是一條靈魂回家的道路，我沒有任何理由去抗拒，這也是我接下來要去到的方向。

我毅然決然的離開服務了十五、六年的人力資源崗位，我心裡清楚那是我之前需要爲很多人奉獻的地方，可是接下來我有更重要的事，生命要去到更高、更深和更廣的維度。我從小到大身體都不太好，出生半個月就因爲肺炎病危，經常胃炎、感冒咳嗽、扁桃腺發炎、發燒、骨折，甚至是過敏、氣喘等，無法健康的生活，困擾我太久太久，一直也沒有痊癒，很難受。

有次老師爲我做個案，是療癒「我不可能成功」的議題，居然挖掘到我的氣喘胸悶，還看到祖先與我的前世付出很多努力都沒有達到預期目標，還有家族都是常規工作人員，不能從事療癒事業，否則就是背叛等。當把這些限制都處理後，我瞬間覺得前胸後背的壓迫感消失了，原本我到哪裡都要備著救命的氣喘噴霧劑（有氣喘困擾的朋友都明白的痛苦），經過那次療癒後眞的不再需要了，我太感恩和感激了。希塔療癒的神奇震驚了我，也讓我再次堅定我要走的路。

以前的我喜歡自責、後悔、憤怒、怨恨、愧疚，在工作和生活中都無法眞正快樂，老是悶悶不樂。在希塔療癒的課程上，我看到自己這些情緒背後的信念，才明白一切都是自己創造的，可我還要指責別人、怨恨他人，回過頭來再埋怨自己，憤怒發火傷及無辜的人，循環往復。

我一直認爲自己是個無法豐盛的人，不會賺錢，對金錢也沒有概念，更別說體驗到花錢的樂趣。可是透過希塔療癒，我開始對錢有了感覺，收到別人的紅包，我會有心流了，感受到暖暖的能量；買東西給自己、家人或者朋友，都會有感恩的能量。以前收到錢會覺得是理所當然，可是現在會很主動的表達感謝和祝福，也感受到喜悅。

在我學習希塔療癒和導師課程近一年的時間裡，特別享受療癒的過程。服務了上千個案，每次都感受到時間似乎不存在了，和個案之間哪怕他們是在大洋彼岸，都體驗到彼此在一起的感覺。整個宇宙似乎只有能量在流動，太美妙了！我非常樂在其中，每當這個時候，我都感覺到自己就是爲療癒而生，覺得自己很幸運。很多來到我身邊的個案都曾與我有相似經歷，尤其是在身體上有各種疾病的人。我見證到無數皮膚病、過敏症的患者經過療癒後痊癒，不再因爲奇癢無比而無法入眠，睡眠品質也提升了。看到他們開心，我的內心更加感動。看到原本抑鬱的小夥伴痛不欲生，經過療癒竟可以停止服用藥物，感受到光和安全，眞是太令人興奮了。一些個案在見證了希塔療癒的魅力後，也走上了學習成長的道路，學成後也做著療癒事業，我感受到自己作爲管道的榮耀，讚歎生命的尊貴。

過去的我很容易焦慮和恐懼，一旦壓力來了就是整夜睡不著。新冠疫情讓我停下了準備好要學習的時間，可我居然沒有太多恐懼和焦慮，我都被自己感動了。我是如此認定希塔療癒，無論什麼療法來到身邊都沒有動搖我堅定的內心，我很感恩疫情讓我體驗到造物主對我們每個生命無條件的愛，每時每刻對我們的指引和助緣，在學習希塔療癒的過程中，無數次的感謝自己，感謝造物主，感謝所有的發生和存在。

感恩遇見希塔療癒，感謝造物主一直與我同在，指引我走上使命的道路。走在神聖時機上，收穫了更多的喜悅與豐盛，創造著無數的奇蹟。我迫不及待要把希塔療癒帶給更多的人，讓大家受益與開心！

——王馨

中國心之光療癒平台創始人

前言

《進階希塔療癒》是與《希塔療癒》和《希塔療癒疾病學》（*ThetaHealing: Diseases and Disorders*，暫譯）一起閱讀的。在第一本書《希塔療癒》裡，我解釋希塔療癒的「解讀」、「療癒」、「信念工作」、「感覺工作」、「挖掘工作」和「基因工作」等等的逐步過程，並爲初學者介紹七界和其他知識。而本書則爲「信念工作」、「感覺工作」和「挖掘工作」提供了更深入的指導，並進一步洞察了七界以及我認爲對靈性發展至關重要的信念。書裡不包括在《希塔療癒》中展演出的所有具體的一步步過程，儘管必須妥善了解這些過程，才能充分使用這本書。

希塔療癒是一種冥想過程，運用希塔腦波來創造身體、心理和靈性上的療癒。當處於純淨而神聖的希塔狀態之下，我們就能夠透過全神貫注的祈禱，來與一切萬有的造物主連結。

這個技巧有一個絕對的要求：你必須對一切萬有的造物主有全然的信任。造物主的名字並不那麼重要，我意識到造物主有許多不同的名稱，例如：上帝、佛陀、濕婆神、女神、耶穌、耶和華和阿拉……等等，都是連結「存有第七界」和「造物主能量」的主要途徑。希塔療癒與宗教無關，其過程也不限定任何年齡、性別、種族、膚色、信條或宗教。任何人，只要全然相信神或創造力，都可以進入和使用希塔療癒樹的分枝。

造物主提供了我們接下來令人著迷的知識，亦即來自DNA進階課程、DNA2進階手冊和錄音信息的彙編，是DNA3的序曲。

不過即使我與您共享此一信息，我並不承擔因使用本書而衍生的任何責任。這個責任是你的，當你意識到你有能力改變自己的人生以及他人的人生時，你就承接了這份責任。

致謝

我要感謝所有出色的個案和學生，他們給了我機會來學習最終收錄在本書裡的信息。書中重點介紹了我在數千堂課程與爲數眾多的個案中，所遇到與信念工作有關的經歷。願這些知識能成爲一份禮物，獻給所有願意相信的勇敢靈魂們。

介紹

您好，我是維安娜。

二〇〇二年時，我在一個沒有月亮的漆黑夜晚裡開著車，從公司出發、沿著漫長道路駛向我在鄉下的家。突然間，我有了個非常驚人的頓悟。我意識到，我的希塔療癒之旅已經九年了，我也已經走了很長的一段路。在九年裡，我做過成千上萬次的解讀和療癒、教過無數堂的課程，還寫過好幾本有關希塔療癒技巧的書。不過，我更學到了一個不可否認的事實——我要學習的還有很多。

當我沿著斯內克河行駛在寂寞公路上時，我聽到造物主的聲音告訴我，我已完成了九年的契約服務，並且即將進入為期三年的教師生涯，我將教授DNA3的課程給進階希塔療癒的學生們。這讓我有些震驚，因為每當有新的希塔療癒信息傳給我時，我的生活就會發生很大的變化。但我還是讓自己冷靜下來，說：「好吧，親愛的神，DNA3是什麼呢？」

我被告知，DNA3包含了這些知識：如何移動和改變有機和非有機物質，以及如何與線粒體合作以創造即時的療癒。我已經體驗過了即時的顯化和療癒，就像我身邊的其他人一樣，所以這並沒有讓我感到驚訝。

我被告知，當有一百個人理解了進階信息時，實施其概念就會容易得多，因爲這樣做，將透過人類的集體意識傳播開來。我知道，當有一百個人眞正理解這個知識、當有一千個人相信它、知道它並應用在生活裡時，「進階知識」的本身會傳播到我們的集體意識裡，並逐步喚醒我們的潛在能力。

我被告知，「首先您要相信這些概念，然後了解它們，進而生活在其中。進階信息將打開您從未被喚醒過的神經元通路。」

當我聽到這句話時，我不禁希望我日常生活中的一些瑣碎事務能更像我的療癒工作。在希塔冥想狀態下進入到人體內部的空間，去感受並掃描體內的細胞和骨骼組織，解讀、療癒的工作是讓我最感到舒適並習慣的狀態。當我在療癒工作除外的時間去處理一些日常壓力時，這些日常的事情會讓我感到無所適從。

對於這個願望，造物主解釋：

> 維安娜，無論「進入或離開希塔」，或者「進入或離開人體」，都是一樣的。有多少人會在身體內部系統運行時考慮到身體的功能呢？任何時候，從大腦到身體的無數電脈衝，都會告訴身體去呼吸、成長、飢餓感、消化食物以及所有其他無意識的行

爲。大腦和靈魂以幾乎相同的方式連接到地球的巨大神經系統，而地球又與宇宙的神經系統相連，這種地球與宇宙的外部聯繫和我們與身體的內部聯繫是一樣的，因爲我們可能會影響我們空間之外的宇宙變化，就像我們在內部所做的一樣。現今沒有發生這種情況的原因，在於幾個世紀以來，孩子們在成長過程中一直被灌輸著「自身有所局限」的觀念。而我們也已經接受了在靈性、心理、情感和身體層面上DNA的限制性信念。

從彼時起，我開始對造物主對於希塔療癒信息的計劃以及如何傳播和實施希塔療癒，有了更深入的了解。

您瞧，當我被賦予信念工作和感覺工作時，我見證到我們都有能力化解自身的局限，並與所有人內在的神性光眞正相連。我了解到，身爲人類的我們花了幾個世紀的時間來收集生理、情感、心理和靈性層面的限制或「程序」，如果沒有釋放這些限制或程序的方法，還得要花上幾個世紀的時間才能清理掉它們。在過去，我們是這樣揚升的：一層又一層，一代又一代，一世又一世。我們每一世只揚升了一點點，如此我們才能理解特定生命所賦予的一切。但是現在，透過靈性上的揚升，我了解到我們正在發展一種超越現實局限的能力，以打開神性的自我、到達創造的另一個層面。我們被賦予了一種方式，來釋放此生中不再適用的信念系統。

我現在知道，我們都有機會進入一個新的發展階段；在此階段，我們將獲得打開大壩閘門

（也就是阻止我們前進的「業力」）的鑰匙。遺傳、疾病、幼兒時期的程序設定、能量的影響以及來自集體意識的議題，都阻止了我們與一切萬有的造物主共同創造一切的可能性。但現在我們可以避免受到祖先的選擇、甚至當下生活的影響。是時候開始使用我們身爲神性光的力量了。

在這本書中，我將向您介紹DNA3的準備工作（亦即進階希塔療癒），這是我自二〇〇三年以來持續在教授的。進階希塔療癒的黃金法則是：謹愼從事這項工作。一旦您的靈通能力獲得發展，就必須時刻注意到在希塔狀態下投射出來的思維形式。除了從造物主那裡下載感覺、把自己帶到思想中的純淨之地，同樣重要的是使用信念工作來移除和取代負面程序。

您的思緒是很不可思議的，它可以透過電脈衝來移動身體。透過進階希塔療癒，您將學習如何使用電脈衝來移動身體之外的事物。您還必須培養智慧，在沒有恐懼的情況下使用自己的能力，並了解自己的情緒與眞相之間的差異。

從事希塔工作的大多數學生和講師都是很棒的人，但是，有時可能還是會有不平衡或過於自負者；這就是人生裡的常態，也是進階信息顯示的原因之一。這些信息用來區分哪些人應該做希塔工作、哪些人還不適合做希塔工作。

永遠記住，自由意志是一份美妙的禮物，但那不該妨礙到另一個人的自由意志。

二〇〇二年時，我做了個夢，我知道與這個主題有關。在夢中，我的職責是要保護一名嬰兒，圍繞著他的是一團謎霧。一開始我以爲有人企圖要殺這個嬰兒，因爲每一個接近嬰兒的人都想把他切成碎片。我走進房間的時候，就好像有人已經發生了可怕的事情，我意識到那是嬰兒造成的。您可以理解嗎？因爲有太多無法控制的靈通能力，因此任何惹得嬰兒生氣或不高興的人都會被切個粉碎。那個嬰兒就是我們靈通能力失控的象徵，是我們誤用自身能力和無知的象徵，就像開車沿街叫罵擋路的人一樣。這個孩子有驚人的靈通力，但卻沒有隨著力量而獲得智慧。他沒有時間培養智慧。

這個故事的寓意是，如果您有力量而沒有智慧，就有可能濫用力量。在這樣的時空背景裡，許多人會有一些信念程序，將導致他們誤用隨希塔療癒而來的能力。這些程序設定可能會存在於不同的信念層面。對於某些人來說，自我破壞的信念程序存在於無意識的層面；而在其他情況下，療癒師的負面小我可能會限制他們成爲希塔療癒師。「平衡」是成爲靈通療癒者使用能量來工作的關鍵，如果療癒師不平衡，則解讀和療癒就可能沒有效果。

無條件的愛也必須投射在解讀、療癒和教導希塔工作之中。如果您不是眞心愛您所療癒的人，他們也能感覺到。如果您向內觀看，發現您不喜歡某些人，也許您應該使用信念工作，直到您即使看見了他們的眞相，仍然接受和愛他們本來的樣子。我們可能會在別人身上認出讓我們覺得討厭的特質，但正是因爲精通這些特質，才能夠讓我們克服在世界上無休止的競爭。去釋放底層信念，接受來自造物主必要的感覺，您將獲得自由。

歡迎來到進階希塔療癒

生命的本質是純淨的能量，而存有的七界是這種能量的舞蹈與循環。此神聖的能量永無止境，只是透過不同的振動頻率來改變形式。沒有任何一個存有界比其他存有界更重要。重要的是要透過第七界一切萬有造物主來與每一界的能量取得平衡，一切萬有的造物主即是激活所有存有界的生命力，並讓它們聯繫在一起的宇宙靈性能量。

本書的目的不僅是解釋這一點，更要把重點放在能帶來最好和最快結果的能量上，並見證被創造的東西可以被「取消創造」，然後再重新創造。

進階希塔療癒是對原子之靈性本質的理解，以及對我們是創造實像之偉大存在的認知。

1 複習希塔療癒的感覺工作

在本書中，您將學習如何從第七界療癒。這是一切萬有的本質。您也將學習更多關於所有界的細節，以及如何清理不再爲您服務的誓言、協定和約定，還有如何療癒破碎的靈魂。

這會帶給您前所未有的感覺。

您會在頭腦中清理出一些被負面情緒（比如憤怒、報復、怨恨、後悔、侵略、嫉妒、羨慕和痛苦）浪費掉的空間，得以運用更多的能量，來實現更快速的療癒，幫助人類進化並連接到神性光。

在開始閱讀本書之前，請理解一點：您必須對自己的決定和人生負責。書中所述的概念很棒，會幫助您成長，但不能用來取代他人的自由意志。不管您是誰、也無論您怎麼想，事實是——我們都在這裡學習經驗，我們都有自由意志。自由意志是宇宙的法則，就是這樣。如果您在閱讀本書時有其他的想法，那麼書中的信息可能不適合您。任何使用（或濫用）希塔療癒的人都必須明白，還有其他與自由意志有關的法則，例如眞理法則和正義法則。違反諸如自由意志這樣的法則，就意味著與眞理法則和正義法則對立。所有的法則皆是彼此協調運作的，以增強每個法則固有的屬性。這是在進行希塔療癒時必須牢記的要點。

＊＊＊

在二〇〇三年，我被告知會有「DNA3希塔療癒課程」。爲了進階到這門課並理解和利用這些信息，學生們需要從一切萬有的造物主那裡獲得「某些下載」（那是他們可能從未聽說過的「感覺」）；這些下載也於《進階希塔療癒》裡提供。《進階希塔療癒》教您如何從一切萬有的造物主那裡獲得最高的定義，從而將這些感覺下載到自己身上。我能了解有許多人已經擁有了一些這樣的感覺和信念，並且不會因爲下載了它們而經歷到驚天動地的變化。然而，正確地理解這些下載的感覺，方能爲人生帶來正向的改變。

我們相信這就是希塔療癒的進行方式：從受孕的那一刻到現在，我們的細胞已經被訓練成能透過細胞的接受器來接收信息。每個細胞都有接收器，細胞在那裡接受養分、荷爾蒙和交流。細胞的接收器有著接收、帶入和分配的功能，如此一來細胞才能正常工作。

從我們很小的時候開始，就已經透過傳遞給細胞的感覺信息來訓練細胞。例如，如果在您成長的家庭中，大多數的家人都患有慢性抑鬱症，那麼您的細胞接收器所收到的感覺信息，就可能會導致您長期處於抑鬱狀態；而隨著年齡的增長，這最終會造成一種情況：在您感到抑鬱時，身體的細胞反而才覺得正常。所以，除非您每天至少爲某件事感到沮喪，否則可能就會覺得自己不正常。在這種情形之下，身體因爲受到家庭成員的影響，將長期處於壓抑狀態。

爲了運用希塔療癒來幫助抑鬱症患者，我們可以使用「信念挖掘」，正如我在第一本書中所解釋的。然而，單憑拔除「我很沮喪」的信念、並用另一個信念取而代之，還可能無法解決這個問題。這就是爲什麼需要「感覺」的工作。於此情況，我們必須做的就是以最好和最理想的方式教會身體如何不抑鬱地生活，也就是重新訓練細胞接收器，使其關閉抑鬱信息進入的微小通道，並爲有益的情緒和感覺打開進入細胞的新通道。當您植入一個新的感覺程序時，會同時產生新的接收器通道，此時細胞便會知道如何生活而不感到抑鬱了。細胞的變化會記錄在DNA中，所以當細胞自我複製時，新的細胞也會有新的途徑。

當我們引入一個新概念或修改某種信念時，大腦就會產生新的神經迴路，就像透過感覺工作來改變細胞上的接收器一樣。大腦是生物電磁發射器和信息接收器，其特徵是允許我們學習。例如，如果您釋放「相信自己長得醜」的程序，並將其替換爲「相信自己長得美」，神經元就會遵循新的模式。然而，您必須先知道什麼是「美麗」。

在大多數情況下，在下載感情或釋放信念之前，必須先進行「挖掘工作」，這項技術使我們了解需要改變哪些神經元連接。然後，我們必須確保改變任何可能干擾新觀念的相關模式。

在我的第一本書中，我討論了對底層信念的挖掘；而在本書中，我將更深入解釋此過程。

「挖掘工作」並不意味著要去問造物主要改變什麼，就只是挖掘，僅此而已。「挖掘工作」涉及到與個案的討論，「談論話題」這樣的簡單行為，將使個案從自己的問題中跳脫出來。實際上，「挖掘」將把程序帶到有意識的頭腦中，讓它們自然地釋放、送到光中。關鍵在於個案與療癒師之間的互動，但個案不能過於關注自己的大腦正在被重新編程，否則潛意識可能會試圖用舊的程序去取代新的程序。

當您遇到與接受器連接的新程序時，請詢問造物主是要釋放它、替換它，還是只是簡單地刪除它。倘若沒有適當的洞察力，永遠不要試著去取代任何的程式設定，因爲最初被認爲是負面的信念程序，實際上可能是有益的。不該隨意釋放信念。

教導潛意識以不同的方式行事，並非我的新想法。許多人使用不同的方法來改變潛意識，比如連續三十天閱讀同樣的東西。然而，在希塔療癒中，我們相信這些變化幾乎是瞬間發生的：信念被拔除、送到造物主的光中、再被從造物主那裡下載的新程序設定和感覺所取代，您就完成了改變。我們相信，透過使用信念和感覺的工作，能使身體改善與治癒疾病。我已見證過許多人僅僅透過從造物主那裡下載感覺，就改變了自己的生活。

2 發現第七存有界

當我在希塔課程教導學生時，我所用的不僅僅是自身覺知感應的能力，更多的是超自然層面上的連結感受。我運用一種直觀的靈視力感知，讓我看到當他們在練習時，他們的意識在哪裡。請記住，在希塔療癒中，我們想像著走出我們的空間去觸發希塔腦波，這也是希塔療癒有效的原因。但過沒多久我就意識到，每個人似乎都去了不同的地方。

在其中一堂課裡，我的某位學生對自己的「結果」很困惑，她問我正在做解讀和療癒時我的意識到哪兒去了。雖然我盡我所能的告訴了她，然而，這對我來說是再自然不過的行爲，我無法很公允地用言語表達出來。不過這也促使我坐下來，用文字一步一步地寫下過程，亦即眾所周知的「通往第七界的路徑」。

我已經在希塔療癒中概述了這個過程，但我將在此再次說明，因爲唯有透過上去到第七界，您才能進入到所有一切萬有的創造能量。在這裡，因爲創造能量的存在，而使您可以即時「不創造疾病」並重新創造健康。這是希塔療癒師應該前往之處，以及要從此處進行療癒。

當您想像您自己從您的空間上升到第七界時，您正在離開您的身體和對世界有限的感知。這個過程將觸發通往大腦各個部分的新路徑，幾乎會將您的意識從內到外翻轉過來，使您能清晰地觀察周圍的一切。

上到第七界

以下的過程是造物主給您的，以訓練您所要連接和理解的一切萬有；一旦學會了，您將持續地進入第七界，且不需要經歷整個過程，因爲您將簡單地認識到您已經在那裡了。

想像一下，能量從大地之母的中心、透過您的腳底升起，然後從您的頭頂上升成爲一個美麗的光球。您就在這個光球裡。花點時間去注意光球是什麼顏色。

現在，想像一下您在宇宙之上。

現在，想像一下您進入宇宙上方的光中。這是一大束美麗的光。

想像一下，穿過那束光，您會看到另一束光、另一束光，再另一束光。事實上，有許多明亮的光。繼續往上。在光與光之間會有一些較暗的光，但這只是在下一束光之前的一層，所以繼續往上。

最後，是一大片的明亮金光。穿過它。接著，您會看到一種果凍狀的物質，裡面有彩虹的所有顏色。當您進入它，您會看到它改變了顏色。這是法則。在這裡您會看到各種各樣的形狀和顏色。

在遠處，有一道白色的虹彩光芒，藍白相間的色彩，就像珍珠一樣。朝著光走去。避免接近您看到的深藍色光，這是磁力法則。

當您接近彩虹般的光時，您會看到粉紅色的薄霧。一直走，直到您看到它。這是慈悲法則，它將把您推向光。

您所看到燦爛的光是長方形的，就像一扇窗口。這扇窗口實際上是通往第七界的通道。穿過它，深入其中。看到一縷深深的白光穿過您的身體。去感覺它。它摸起來很輕，但它有本質。您可以感覺到它穿過您，就好像您再也感覺不到自己的身體和能量之間的任何分離。您成爲了一切萬有。別擔心。您的身體不會消失，而且可能變得完美和健康。記住，這裡只有能量，沒有人或物。如果您看到人，就往高處走。

就是從這個地方，一切萬有的造物主能施作即時療癒，您能在這裡創造生命中的所有面向。

練習使用此種方式去到存有的第七界，將打開您心靈的大門、刺激您大腦中的神經元，並且連結您與創造的能量。這個方式不會帶您去到遙遠的宇宙；相反的，它將您帶入您可能從未體驗過的內在部分，也就是您的內在宇宙。這就是爲什麼有些人在第一次進入第七界時，會看到自己鏡像的原因。

您眞正要去的地方是一切萬有的開始。在那裡，您會意識到您與一切萬物都是相連的。

擴展的方法

另一種到達第七界的方法是通過「擴展方法」，但是您還不該嘗試，除非您有經歷過第一種方法，並因此意識到有能量圍繞著您、您是一切萬有的一部分。

坐在舒適的椅子或沙發上，深呼吸。想像一下，您和椅子在分子結構上已經合二爲一了。您的分子和椅子的分子在來回傳遞著。您與分子相連，與它們成爲一體。

現在，想像一下，在分子層面上，您是房間裡所有事物的一部分。觀想您向外擴展，與外在世界融爲一體。

想像您是所在城市的一部分，然後您是這個國家的一部分。

想像您是整個地球的一部分，連接到地球、陸地和海洋、每一生物、此星球上的每一國家，直到您和地球成爲一體。

想像您和宇宙是一體的。

想像您是所有明亮白光的一部分。

想像您是果凍狀物質的一部分。

最後，想像您是燦爛奪目白光的一部分，那是第七界。當您與白光相互輝映時，您會感到刺痛。

深吸一口氣，睜開眼睛。歡迎來到存有的第七界。看哪，您們並不是分離的，您們是神的一部分——即一切萬有。

捷徑

一旦您經歷了這個過程，您將會發現您能夠透過下指令而立即到達第七界。這是大腦中的一個開關。

記住，您要去的是第七界，而不是第七層。在每個存有界中有許多層，如果您下指令去到第七「層」，您會去到的可能是第五界。

接地

當您從第七界回來、並將您的意識帶回您的空間時，有一個正確的方法來扎根回到自己的空間。重要的是，再次將自己的能量意識傳送到地球的中心，然後將它帶回到自己的空間。

有些人療癒或解讀時，會在將自己的意識傳送到另一個人的空間後，就把自己帶回到自己的空間，也就是說，這些人在重新連接到身體之前，並沒有透過一切萬有來過濾本質。所以，當您回到您的空間時，最好先連接到一切萬有。

造物主

許多人相信，當他們進入第七界時，正在做的事情就是上升進入宇宙。然而，正如已經解釋過的，他們實際上所做的，是在自身內部、在能量上、在原子的核心和結構上去觸發一些東西。這樣的行爲，是我們連接到所有一切萬有造物主的一個靈魂記憶。

在許多文化中，常認爲造物主是男性或男性的神。但是當您到達第七界時，您就到達了創造一切的能量，這裡沒有男性、沒有女性，只有存在於所有人體內的創造能量。

我的一位學生導師從來沒有理解過這樣的概念：一切萬有無處不在，而我們都是一切萬有的一部分。我記得我盡了最大的努力帶她上第七界，以爲這樣她就會明白了；她卻突然哭了起來，告訴我：「那太遠了，造物主離她太遠了。」我告訴她，「一旦您到達第七界，睜開您的眼睛看到一切萬有的能量，您將在那裡看到您自己的感受。」但在我教那門課的所有時間裡，她從不理解這個概念。她沒有停止過對舊信念的沉迷，好讓她有足夠時間來聽聽我在說什麼。

希塔療癒的部分目標，是使用信念工作來清除障礙：使您無法意識到自己正在到達並成爲第七界及一切萬有的一部分。這是在使用DNA3時需要了解的能量。

連接到神性光

這也可能與您的意識一起上升和出去，直接與造物主連接。我發現做這件事最好的方法如下：

1. 從腳下開始，自地球中心汲取能量。
2. 把這種能量吸引到自己身上。

這將自動打開脈輪，激活昆達里尼的能量。有了此能量，即與第七界的一切萬有造物者建立了連結。

遵循此過程是重要的，因爲它打開了脈輪、安全且正確地提升昆達里尼。以我的經驗，如果昆達里尼啓動得太快，有可能會使身體器官感到不適。

3 進階解讀

人們已經發現在希塔療癒中使用希塔腦波來解讀，具有一些有趣的特性。科學家發現某些大腦頻率（尤其是在阿爾法波、希塔波和希塔－伽瑪波範圍內）：

- 減輕壓力，並且長期及大幅度地減少焦慮。
- 促進身體深度放鬆和頭腦清晰。
- 提升語言能力和言語表現智商。
- 使大腦的左右腦同步。
- 喚起生動的自發性心理意象和富有想像力的創造性思維，減輕痛苦，促進喜樂感並刺激內啡肽釋放。

每一次您在希塔狀態下與一切萬有造物主建立連結時，都會激活大腦前額葉的神經系統通路。這是當您獲得安慰劑反應時被激活的部分。越是維持在希塔波，大腦的一部分就會變得越發達，這將使您在進入希塔之後，感到欣喜若狂。

不過，一開始要維持在希塔波可能不容易，但是透過練習，希塔療癒的進階療癒師們能夠在房間裡、在擁擠街道上或在任何噪音及混亂中，維持五十個人希塔波的頻率振動。顯而易見的是，在平和與和諧的環境中達到神聖的冥想狀態要容易得多，但我們並不能保證自己都能處在想要的空間環境裡。更重要的是，即使在混亂中也能運用我們的直覺能力。我們的大腦必須被訓練成能立即轉換到神聖的希塔波狀態，在我們的表意識企圖用恐懼和懷疑自己的能力來說服我們離開希塔波之前。

解讀

為了訓練大腦進行解讀或療癒，請使用以下過程（這是對初學者的教導，在《希塔療癒》裡有更詳盡、更廣泛過程的簡化版本）：

1. 從心輪開始。
2. 將您的能量傳到大地之母的中心。
3. 把能量帶回您的身體，以打開脈輪並創造昆達里尼。

4. 將能量送出您的頂輪。
5. 使用通往「一切萬有」的路線圖，通過所有的存有界。
6. 與存在的第七界和一切萬有造物主建立連結。
7. 下指令去見證解讀。
8. 進入某人的空間並見證其身體內部。
9. 完成後，透過頂輪將意識移出其空間，再經由在水或白光中沖洗掉自己而斷開連接，並再通過頂輪進入身體。將您的意識帶入大地之母，使自己接地並透過身體將能量拉至頂輪。

一旦此過程變得同步且自發時，您將不再需要機械式地逐步進行。在永恆的瞬間，來自大地之母的能量連接將沿著脊柱傳送到頂輪。有了這個希塔意識，您將通過所有存有界使用到造物主的路徑地圖。然後，在永恆的時刻，您將與「存在的第七界的一切萬有造物主」的神聖能量相結合。

路線圖的獎勵

路線圖是意識的重點，部分目的是防止您因存在的前六界的吸引力而分心。此外，在路線圖的過程中，存在著一種隱藏的激活模式，將激發您的大腦並增強您解讀和療癒的能力。

持續使用路線圖將幫助您理解和使用一切萬有的能量。這是因爲，每次您進入白光、進入黑夜以及從黑色到最亮的白光時，大腦的不同部分都「接通」了七個存有界和「一切萬有的造物主」。

當您感覺自己正走向造物主時，見證前額葉、松果體、腦垂體和下丘腦的激活。一股能量波將沖刷大腦的這些部分。當您使用路線圖冥想時，您將在大腦中鍛煉您可能一段時間已沒有使用過的「肌肉」。

您可能會問，「這樣做有什麼好處？」就是您會找到所需的東西。您會發現無法想像的和平、純潔和喜樂。這些感覺將與您同在。然後，您有責任與周圍的人分享這些信息（因爲這樣做是很好的）。

揚升

我相信當我們揚升到第七界時，我們實際上是在向內旅行的；與此同時，我們也在向外旅行，進入無限的創造。我們在自己的大腦中探索信息載體、神經元，並沿著身體神經迴路的路徑進入每個分子中的原子能量。

我們被一種意識所激發，這種意識使我們與每個分子、每個原子以及與亞原子粒子相關的能量聯繫在一起。這是揚升的第一步。正是這種內在的覺察使我們意識到：我們不再需要世界上那些令人難以置信的競爭，二元性的論戰即將結束。宇宙的巨大力量在我們內部，等待在我們內部凝聚。一旦透過聚焦的希塔腦波在內部認識到了這種力量，它將向外流動到我們日常生活的宏觀世界，通過存有界擴展到一切萬有造物主的巨大宏觀世界。

下指令

在希塔療癒中，我們被教導要對潛意識下指令去做某事，然後透過冥想視覺化去見證。我們要知道的是，在發出指令時，無論是有意識還是無意識，我們都不會有所質疑——這個過程消除了我們對自身價值、能力或其他方面的所有懷疑。「下指令」本身即帶來了我們自己在療癒中的實現。

但是，我們絕不能忽略下指令的目的和含義。當我們與神溝通時，我們必須訓練自己以了解「下指令」與「需求」之間的區別。

希塔療癒給予我們最重要的事情之一，就是與神性溝通的能力，而不是神性的需求。它不能用來作爲滿足小我或最廣泛自我的願望清單。

此外，希塔療癒不是在對造物主說話，而是與造物主交談和傾聽造物主，是與神性的眞正對話。

見證指令

通過見證療癒或顯化，指令才能眞正起作用。有一條法則規定：「如果不作見證，就不會發生。」

我發現有許多療癒師都非常匆忙，在他們完成見證過程之前就離開了身體。如果您沒有見證到這個過程是完整的，它就不會是完整的。

清洗

當初學者回到自己的空間時，教導他們要用水流或白光沖洗自己，以洗掉個案的殘留能量。但是，當進階療癒師達到眞正的交流點時，就不必沖洗掉剩餘的靈性能量。這是因爲解讀和療癒將利用「一切萬有」的完美能量來完成。

輕輕地，柔柔地

透過造物主過濾的聚焦希塔波是非常溫和的信號，沒有必要用肢體動作來「表演」。我曾看到我的許多學生在解讀時，眼睛在腦袋裡翻來覆去，或者像音叉一樣全身上下都在振動。有些人甚至表現出排便困難的樣子！他們都太用力了。

進入某人空間的最好方法，是像微風中飄浮的羽毛般輕柔地進入，就像您是他們身體的一部分一樣，不要與之分離。人體系統具有自己的感知力和智能。身體的細胞可以感覺到您的意識在體內，如果巨噬細胞視您爲威脅，免疫系統可能會開始比抵抗外來入侵者的攻擊更加努力工作。因此，請以至高無上的崇敬：輕輕地、輕柔地並獲得許可。因爲您正在進入某人的聖殿。

專注

當一個人要求解讀時，您必須專注於他的能量。然而，如果您太忙於集中在「專注」這件事情上，就可能會錯過一些東西。「解讀」是關於專注和保持希塔波狀態的信息。

此外，如果您打算以解讀爲業，您需要瞭解並不是每一次都那麼容易，因爲您與人打交道並且每個人都不一樣。這的確需要遵守原則。當我開始這項工作時，我把它告訴了宇宙，而造物主透過口耳相傳爲我帶來了個案，不過我也總是待命。我每天都工作，等待電話響起。我確保在此過程中好好扮演自己的角色。

我聽到有些人說著「我今天不想解讀」、「我心情不好」，然後他們想知道爲什麼沒有穩定的個案。我確保自己有空、每天都可以工作，即使是在晚上和週六（如果個案有時間的話）。

我的一些初學者學生會害怕在解讀中出錯，我很能理解他們。即使我已經完成了數千次的解讀，但是在我打電話或與個案見面之前，我的心仍因緊張而顫抖著。接著我「上去」並連接到造物主，一切都很好。當我進入希塔波時，我向來知道造物主會照顧這一切。

我無法告訴別人與造物主保持一致和純粹的溝通要多長的時間，每個人有所不同，因爲我們都有不同的信念系統。

我所知道的是，在與多個個案工作一整天之後，常常會有某個人給我靈感，我很感激他；我會說：「造物主，謝謝您今天把這個人帶給我。」

其中有一位是因爲多發性硬化症而癱瘓的婦女。我們療癒她的信念系統，當我們完成的時候，就好像是她在爲我療癒，而不是我在幫她療癒。她不是說：「您能治癒我嗎？」而是：「我該怎麼做才能讓造物主爲我感到驕傲？」

在如此激勵人心的解讀後，一切變得如此清晰透徹，而我有好幾天都爲這樣的感受興奮不已。

形象

個案對希塔療癒師的印象，是解讀時的一個重要部分。身爲療癒師，必須扮演一個相對開悟的角色。您有責任幫助人們更接近神，而不是打破泡沫。您不能讓個案看到您的內在情緒。個案們有一定的期望，盡最大努力實現這些期望是您的責任。以下幾點建議：

- 不要被個案的戲劇／創傷所困擾。在個案面前表達您的低落情緒，是對您不利的！這也將阻礙您見證療癒。
- 與造物主連結之前，先詢問造物主：「個案是否可以安全地成為親密朋友？」
- 有時候，來給療癒師做解讀的個案，會變得很情緒化，甚至可能對您大吼大叫，而這十之八九都與您無關，卻讓您快速地失去平衡。
- 作為療癒師，會面臨在最不利條件下、還要保持良好空間的挑戰。永遠不要讓個案看到您流汗。一天結束時，您應該回到自己的身體，接地，清除負面情緒，保持心情舒暢。為了照顧他人，您必須首先照顧好自己。
- 在不知不覺中，您對待別人的方式可能是由他們的負面潛意識所投射出來的。在思想和行為、言語和行動上，我們都必須善待他人。為了做到此點，重要的是要了解我們與他人在感覺、程序及信念之間的區別。

聆聽神性

培養「超越小我」的傾聽能力是很重要的。學習如何療癒某個人、如何去聽到真相，以及如何去聽造物主的解釋。

要去傾聽別人的想法並不容易，尤其當對方很討厭您時！但如果您能對自己說，「無論如何我都可以愛他們！」就會有很大的不同——至少在大多數情況下如此。

保密

盡可能地保密和神聖秘密的事情。不要指名道姓或搬弄是非。若當您發現某人有了危險，可能有時您是無能爲力的，在這種情況下，您必須讓造物主指引您。

偽善

在解讀時要避免用自己的道德標準去解讀，這會是一項挑戰。我相信，當人們說出諸如「我和某某人有曖昧關係」的秘密（指不道德的關係）時，我不會用我的道德觀去評斷對錯。我會上去向造物主詢問眞相。我自己的道德觀點是，只要您在傷害任何人時就犯錯了，但是我不會將此觀點帶入解讀中。

順便說一句，眞相並不是脫口而出地告訴個案「我知道您有外遇了」就好，因爲尊重他人的眞相也很重要。當我解讀時，有時會讓個案問我問題，這麼一來我就不會去談論他們不想讓我知道而我解讀到的事情。

「為什麼？」

身爲療癒師的我們，會認爲自己必須理解爲什麼在解讀中某些東西是這樣的。但是，我們不必陷入某個人故事的情感戲劇中。作爲解讀者，要理解事物就只是「存在」，而不是去問「爲什麼」存在。身爲療癒師，要明白疾病是存在的，並且需要改變。如果是情緒因素導致了疾病，就需要釋放信念或下載感覺。但不要情緒性地執著於疾病的起因。

例如，如果導致某種疾病的情緒原因與外遇的前妻（或前夫）的痛苦有關，您就沒有必要試圖去理解爲什麼前妻或丈夫外遇，只要知道他們是這樣就行了。簡單地改變與前妻或前夫有關的信念。並不是每件事或每一個人對您來說都是有意義的。

眞相

解讀時，請始終要求最高的眞相。只需對造物主說，「告訴我最高的眞相！」如果您向上連接、且連接的能量有混亂、恐懼或憤怒的感覺，那可能不是純粹的眞相。至高的眞相有一種平靜的感覺。

例如，假設您在城鎭的某個危險區域時，收到了一條訊息，它平靜地告訴您，「該離開了！」如果您對此訊息的感覺是清楚的、冷靜的，那麼它就是不可否認的事實。

「眞相」實際上是一件有趣的事。「世界上有可怕的事情」是一個事實，如果您想成爲好的靈通者，就會看到好的事物，但是也會看到壞的事物。當您開始看到人們眞實的一面時，可能再也不想和任何人一起工作了！不管您看到什麼，您可能都需要從造物主那裡得到「如何去愛一個人」的指引。每個人都是其基因和成長環境的產物。**如果您能看到某個人完整的、神聖的眞相，您就不會對他做出如此批判性的判斷**。

如果有人來找您解讀，而且您可以感覺到他們是不穩定的，這表示你正陷入看出他們眞相的困境中。您會拒絕他們嗎？您是否會說出眞相並告訴他們您所知道的？還是您可以從容地幫助他們？這樣做明智嗎？他們是危險的嗎？所有問題都會進入您的腦海。當然，事實是，不穩定的人跟其他人一樣也需要幫助，只要您不會讓自己受到他們的人身傷害。

一旦您開始這項工作並與造物主交流，您也將不得不提防人類的小我——您自己的和別人的。如果您知道是造物主在解讀療癒並允許您去見證，小我就不會溜進來。當有人對您說：「您是我最後、也是唯一的希望。」在此情況之下，就是時候告訴他們，「造物主可以讓您康復，我會爲您祈禱。」這會使您的自我意識脫離這個過程。

探索自己，看看是否需要以下眞實感覺：

看到眞相是安全的。

我了解眞相的感覺。

我了解另一個人的眞實情況。

我能夠通過一切萬有的造物主辨別出最高的眞相。

辨別真相：您的思想從何而來？

人們老是認爲造物主不停地在和我說話，而我也向來知道該做什麼。然而，仍然有一些隨機的想法進入我的腦袋裡，我必須辨別這些想法是來自造物主、還是只是一些漂浮在周圍的其他思想。

您要知道的是，大腦每時每刻都在處理成千上萬的想法。事實上，我的丈夫蓋伊曾說，我因爲「能聽到」他的想法而爭吵是不公平的，因爲這些想法只是隨意出現在他腦中。這是眞的，當您對您的大部分想法沒有執行力時，您就等於刪除掉了這些想法，即使這些想法曾在您的大腦中出現過。這就是爲什麼您必須專注，找出哪些是來自造物主的、而哪些不是……，這需要一點練習。另一個複雜的問題是：有時人們開始聆聽不同的指導靈，而指導靈也有自己的觀點。

您還必須決定在解讀時是否要接收人們的想法。在某些情況下，您可能會意識到人們最大的恐懼是什麼。人們沒有意識到的是：解讀中沒有秘密，至少對一個很好的通靈者來說是沒有的。我發現，當個案前來解讀，然後試圖設防時，這很有趣。如果他們在口頭上同意您，接著卻試圖阻止您，無論如何，都讓您更容易讀懂他們的想法。

實際上，宇宙中沒有秘密——如果您將此付諸實踐，然後過上自己的生活，知道世界上每個人都可以看到您的靈魂，那肯定會改變您的生活方式。我認爲這改變了我的生活方式。

作爲希塔療癒師，訓練心智識別能力是很重要的。您必須確信您能夠區分來自造物主的和來自其他人的，而不是關閉其他重要的振動或心理超載。

θ 不要停下的問題是：「這是造物主的真相嗎？」

分享一個很好的例子，就是我的大伯來看我。他患有癌症，當時病情越來越嚴重。當他走進房間時，我第一個念頭是：「哦，癌症無處不在！」這個想法不是我的，而是從他身上散發出來的。但這就像大海上的波浪一樣打擊著我，片刻之間我陷入了絕對的恐慌——直到我上去問造物主：「眞相是什麼？」我被告知的是，癌症並非「無處不在」，而是局限於某個地方。後來我大伯的醫生證實了這一點。我當時留意到的是他的恐懼，而非眞相。

造物主的真相

在解讀中，您會感知到某個人的眞相（他們爲自己創造的眞相），但是造物主的眞相可能會有所不同。

很多年前、在我遇到蓋伊之前，我曾和一個不太合得來的人交往。我和他在一起，是因爲我恐懼改變，但因爲情況不穩定，所以我也猶豫著要不要直接結束那段關係。

在那段時間裡，我與造物主交談。我對情勢的看法和造物主的看法一向不同。造物主的眞相是：「這個人進入了您的生活，您讓他在您身上橫行霸道。您仍然允許他來利用您。您本可以說『不』或以多種方式處理這種情況，但事實上，維安娜，您讓這種情況發生了。這眞是一齣好戲。」

「承認自己不快樂、想要改變」是當時的我無法承受的。我只是做不到，爲此找了藉口。不過，造物主的眞相是：「您完成了嗎？您想改變嗎？您想知道怎麼做嗎？您需要把自己從對這個人的義務中解脫出來。改變您的信念系統，此人將逐漸遠離您的生活。」

老實說，在遇見蓋伊之前，我不知道如何讓自己在任何關係中被愛。我因爲夠聰明而離開了那些關係，不過那也是因爲我有個明確的信念：必須在找到來自蒙大拿的男人之前離開他們。也許是我選擇了我知道我可以離開的人。當我和蓋伊在一起時，我可以看到自己坐在搖椅上和他一起慢慢變老，我終於找到了我可以想像自己餘生都和他在一起的人。當我遇見他時，信念挖掘工作就形成了。

我相信，隨著我們的進化，我們會與我們的靈魂家族一起，掌握神聖的時機。

我相信，我們神聖眞相的一部分將與這些家族聚在一起，並療癒我們的信念系統。

我相信我們在這裡是爲了連接到造物主的能量和學習。這是眞正重要的事情——從這個存有中學到一些美好的東西。在我的生活中，我從不同的人身上學到了很多美好的東西。

如果您在婚姻或伴侶關係方面遇到困難，請爲以下信念進行能量測試：

可以被愛。

我知道被愛是安全的。

我知道快樂的感覺。

快樂是錯誤的。

快樂是自私的。

如果我快樂，那會發生一些壞事。

如果我靠近某人，他們會傷害我。

當您開始意識到這些負面的信念時，請記住，其中的一些已經幫助您生存下來，甚至讓您茁壯成長。不要讓自己變得不知所措地說著：「我還有這麼多事情要療癒。」相反的，您可以這麼想，「我有很多療癒要做，但是我知道當我完成時，我會成爲一個更好的人。我會明白我爲什麼會有這樣的信念系統，我也會知道如何去改變它們。」

信念的投射

解讀時要避免的最重要事情之一，就是將自己的信念投射到他人身上。例如，如果您的配偶有問題，您可能會因自己的處境而在情緒上失去平衡，以至於您可能認爲每個人的戀愛關係都存在問題。

有一位年輕人在我辦公室幫人解讀，我從他身上學到了這類事情是多麼容易發生。他是同性戀，而且他開始告訴許多人，他正在解讀的個案們也都是同性戀。他生活在自己的世界裡，以至於他希望每個人都像他一樣。他開始了一個人的探索，告訴每個人：他們天生被同性吸引。

我第一次注意到他的行爲，是在他的某位個案洩露秘密時。那位個案已經結婚二十八年了，但她告訴我，她的生活即將崩潰，因爲她不久前發現自己是同性戀。我問她爲什麼會這麼想，她告訴我，那個年輕人在解讀中告訴她，她絕對是同性戀，毫無疑問。

我很吃驚，竟然有人把如此不眞實的東西放進解讀裡。我問她：「您愛您的丈夫嗎？」

她回答：「我當然愛我的丈夫。」

「您喜歡和丈夫做愛嗎？」

「是的，我喜歡和丈夫做愛。」

「好吧，您不是同性戀，所以不要擔心。」

在那之後，我不得不對其他人做一些減低傷害的輔導，因爲那個年輕人爲他們解讀過。他變得很令人困擾，以至於我不得不請他離開。

這就是爲什麼您在解讀時必須格外小心的原因。人們在尋求靈性解讀建議時會變得非常脆弱，有時他們會讓您控制他們的生活。重要的是，當您告訴個案他們的未來時，告訴他們，他們正在創造那個未來，因爲人們有時會創造您所說的事物。

舉例來說，您正在與個案進行深度解讀，突然間，您靈光一現，告訴了對方，「哦，您和您的伴侶相處得不好。」

由於您已經在他們的生活中看到了這一點，你的工作就是因此幫助他們解決問題，也許是幫助他們重建關係。在解讀的關鍵時刻，您必須非常小心地對待個案，他們可能已經準備好要和愛人分手，然後責怪您。

之所以出現這種情況，是因爲他們無法感受到他人的愛或關懷，或者他們覺得自己永遠無法取悅愛人。關係中的問題可能與另外一方無關，而是與個案所缺乏的感覺有關。

同樣重要的是，作爲解讀者，要避免將自己的情緒投射到情境中，特別是當您自己也有關係問題的時候。在此，信念和感覺發揮作用。應該讓個案選擇接受或拒絕「我知道如何接受愛」的感覺。與此同時，如果您和他們一起做信念挖掘，他們可能會意識到自己想要和配偶重新建立連結。這是他們的選擇。您的工作是幫助他們穩定情緒，並能夠爲自己做出正確的決定。

感覺的投射

在思想和行爲上、在言語和行動上，我們必須善待他人。爲了做到這一點，重要的是直觀地了解我們與他人在感覺、程序和信念之間的區別。

我們小時候學過的信念程序，像是「哦，離我遠點！」便會成爲當下我們的投射。也就是說，我們可能會以思想的形式來向外投射這些程序，這些思想形式可以在精神、身體、靈性和情緒等各個層面上體現出來。然後，在某些情況下，其他人會根據我們的投射來對待我們。

您可能認爲您很好，但仍然有一些信念程序，會讓我們像無法區分對錯的孩子一樣去接受它，因而漂浮在您的潛意識裡。這些信念系統可能會干擾您與其他人互動的方式，以及他們與您互動的方式。

因此，在解讀中，必須對來自個案之投射的思想形式保持警惕。甚至即使您沒有覺察到，最終也可能會以某人負面潛意識正在投射的方式對待他。

顯然，我們的目標是讓我們彼此之間都具有第七存有界的相互作用。這種互動將使我們超越競爭、仇恨和嫉妒，更不用說阻礙我們與他人甚至是與自己相處時的負面情緒。

我們必須學會與人們互動，而不只是在關係中作出反應。如果我們能夠做到這一點，改變我們直觀感知和發送信息的方式，我們可以改變世界。

對信息的感知也是理解神聖知識的重要因素。許多因素在此發揮作用，包括：靈通者的背景、他們目前的心理狀態和身體狀態，以及他們的靈性發展。這些都會影響他們聆聽和辨別神聖知識的能力。靈通者必須學會調整自己的感知，如此才能找到接受的本質，而不會受到負面、甚至是正面影響的干擾，否則將會阻礙發展。

有意識的接受

讓我澄清一下解讀的另一方面。在信念挖掘工作中，您不能詢問個案是否允許您為他們下載多種感覺和信念程序；您必須依次獲得他們對每個程序和信念的口頭許可。如果您與造物主連結，並發現造物主告訴您一種個案可以從中受益的感覺，您仍然有責任告訴個案那是什麼感覺，以便他們可以有意識地接受或拒絕這種能量。您甚至可以問造物主，如果這個人接受了這種感覺，可能會有什麼後果。

信念和感覺不是我們可以隨意玩弄然後丟棄的玩具。我們不該輕視這些來自造物主的精華，那是改變生命的力量、亦將改變一個人的振動，無論是療癒師或個案皆然。對療癒師來說，傲慢地認為自己知道另一個人需要什麼信念和程序，然後在沒有對方口頭允許的情況下，便嘗試將這些要點下載到其中，就是自負的化身。

在此情況之下，那個人的潛意識也不太可能接受這些能量，因為人們的潛意識天生就能保護自己不受目前不熟悉程序的影響。大多數外界的影響（比如下載和思想形態），如果沒有被有意識地接受時，就會被無意識的大腦自動拒絕，我們稱之為「自主生存反射」，旨在保護我們免受他人負面思想和情緒的影響，並使我們能夠分辨自己與他人思想之間的區別。在某些人當中，這非常地有效，以至於他們永遠不會受到其他人思想的影響。另一方面，直覺敏銳的人必須發展出一種能力，去理解從他人的思想以及其他「形式上」的能量中所傳達的所有信息。

不管怎樣，我們每個人都需要有意識地選擇是否接受任何信念和感覺，無論別人怎麼想。例如，我可能知道我的丈夫需要「我知道如何在各個層面上表達自己」的信念程序；然而，根據自由意志的第六界法則，當我在另一個房間裡時，我不能把它下載到他身上，指望他在他存在的每一個層面上都接受它。他的無意識頭腦天生拒絕這樣的思想形式。同樣地，希塔療癒師也不能一手放在下載的書上、另一手放在某個人的肩上，然後問他是否願意接受書中的所有程序。潛意識不是這樣運作的。這是因為自由意志的法則。

自由意志和自由選擇

「自由意志」和「自由選擇」是人類有能力做出自己選擇的信念。自由意志的精神內涵賦予了個體「自我權威」去連接所感知到的神或造物主。在希塔療癒中，我們有自由意志的能力去連接我們內在與宇宙的神性光。

儘管我們被賦予對待他人「道德」及「尊重」的工具，但我們對是否使用這些工具有自由意志。造物主非常愛我們，讓我們有機會不受干擾地體驗生活的快樂。當我們度過這一界時，我們有機會創造自己的一些途徑以找到自己的路。我們在這裡的存在，可以看作是身體、精神和靈性探索的美麗學習過程。

許多宗教認爲自由意志對道德判斷來說很重要，而自由意志也被批評爲是一種個人主義的意識形態。該原則具有宗教、道德、心理和科學意義。例如：在宗教中，自由意志可能意味著神不主張對個人意志和選擇的權力；在道德上，則可能意味著一個人可以爲自己的行爲負責；在心理學上，可能意味著大腦至少控制著身體的某些行爲；在科學領域，可能意味著身體的行爲（包括大腦），不是完全由物理因果關係決定的（因果論是因果關係的原則）。

自由意志的概念，是在四世紀時由一位名叫伯拉糾（Pelagius）①的英國神父首先引起爭議的。他的著作沒有流傳下來，但他的門徒寫下了他所相信的一些事物。這些信念與教會和聖奧古斯丁的信念完全相反。從那時起，自由意志的議題就一直是靈性、宗教甚至科學思想家們心中的一問。

有一種觀點認爲，人類有能力去尋找神，而不管神的話語或聖靈的任何動作。我們無法完全控制所有的事情，但我們可以在某種程度上與神合作來救贖：我們可以（在恩典的幫助下）向神邁出第一步，然後神就會完成救贖的過程。這種教導是協同作用的教義，因爲救贖的過程是神與人類自始至終的合作。

無論我們的看法是什麼，自由意志都是永恆的原則。當它涉及到我們的能力，當它涉及到神聖、在事物宏偉計劃中的個人、甚至是控制身體的大腦時，它將不會消失。千古以來，人們做了許多嘗試來取代自由意志，甚至在希塔療癒裡，有些人試圖在人們自由意志沒有接受的情況下，將程序和信念下載到人們之中。正如已經解釋過的，雖然這些神聖的思想形態可能是出於最好意而發送，但除非人們有意識地接受它們，否則它們將永遠不會有效。

永遠記住：自由選擇和自由意志是希塔療癒樹上的重要分枝。

編按：○為原註；●為譯註。

①伯拉糾（拉丁語：Pelagius，約三六〇年至約四二〇年），羅馬不列顛行省之教師，基督教神學家、平信徒修道士。他的門人有色勒斯丟（Caelestius）。因為他與奧古斯丁的辯論，所以被教皇定為異端，遭判處破門律，逐出教會。他的神學觀與奧古斯丁的恩典論幾乎相反。

4 進階療癒

通常有四種方式來進行能量治療：

- 透過身體的氣能量。
- 透過大腦的電能量。
- 透過帶來的靈性能量。
- 透過一切萬有造物主的創造。

這些療癒的方式都來自造物主，但後者是最簡單的。

見證造物主的療癒

有時我們會利用大腦的電能來改變我們的身體。然而，如果您用您的大腦來療癒，當您完成的時候，您可能會很累。另一方面，如果您見證了造物主的療癒，一旦您完成了，您會感到清醒和充滿活力。見證造物主療癒也會讓小我排除在外。您應該耐心等待造物主的能量到來，然後簡單地見證它，而不是試圖用您自己的能量去強迫它到來。

在強迫使用大腦療癒上，有個很好的例子，那是我和一位臉上長了黑色素瘤的婦女進行了一次療癒。黑色素瘤是非常危險的癌症，如果不及時治療，它會迅速在體內擴散。對於那位婦女讓疾病嚴重到之前的程度，我感到非常擔心和困惱。我滿腦子想的都是，「您爲什麼讓它擴散至此而不去看醫生呢？」而這是很多年以前的事了，是在造物主教我要有耐心之前。我上七，請求現在就把她的黑素瘤從身體上清除掉，然後用我的大腦來推進療癒，用令我覺得困惑的能量，想像著黑素瘤從她的皮膚上消失。我不只是透過造物主去見證療癒的發生，我還想像著伸手去取出它來。

第二天她來的時候臉上有一個大洞——癌細胞似乎莫名其妙地脫落了。最終，這個洞被完美地填滿；毫無疑問地，當癌細胞被移除的時候，造物主已經療癒了皮膚，且沒有留下一個大洞。

我從中學到的是：不要強迫地治癒！

總結來說，我花了七年的時間才終於學會釋放，並說：「造物主，告訴我需要做什麼？」而不是試圖加入自己的淺見。最後，我也意識到，儘管我了解身體裡發生的許多事情，但我卻沒有造物主對疾病的理解。在療癒過程中，我可能會對需要做的事情有個總的看法，但在包羅萬象的層面上，我不像造物主般理解事情。等到我搞清楚了所有需要在分子層面、甚至在亞原子層面上完成的工作時，我可能已經在人體內待了五十年，試著去弄清楚療癒的原因、是什麼、在哪裡以及爲什麼。這一切都是小我。

所以我強烈地建議您，只要簡單地請求造物主向您顯示要完成療癒的需要是什麼，就應該要完成了。只要說：「造物主，做需要被完成的。顯示給我看。」您不必完全理解該疾病；您只需要見證它被治癒。

我讀越多可信賴的科學雜誌，就越意識到改變分子結構是多麼容易。如果造物主知道如何把它變成現在這個樣子，那麼造物主就知道如何修復它，我之後可以要求解釋。

融合療癒師和靈媒

希塔療癒是爲了打開您的心靈能力，以進行療癒。大多數人沒有意識到通靈和療癒是兩種不同的技能。把兩者結合起來是關鍵。

兩者都帶來了壓力：療癒師期望見證到病症被療癒，而靈媒則期望能看見身體內部。因此，作爲靈媒，應該練習觀察和認出不同的病毒、細菌、寄生蟲和重金屬，這樣就會知道它們在人體內的樣子和感覺。個案會希望您準確地識別這些影響。

而身爲療癒師，則會以一種不同的方式被放在鎂光燈下。您不需要知道造物主療癒的疾病是什麼（您只需要知道這個人有問題），但是您必須把自己放在一個足夠深層的冥想狀態來見證它的改變、見證療癒的完成。

人們在希塔療癒中使用「高」和「低」希塔狀態。在主要療癒中，「高」希塔波不如「低」希塔波有效。施作療癒時，請務必花點時間進入深希塔波狀態。

希塔療癒師是療癒師和靈媒的結合體：療癒師使用靈通能力，透過與造物主的連結，來見證傳送給療癒者的療癒。

療癒過程

感覺健康

當有人來找我療癒時，我做的第一件事就是讓造物主教他們什麼是健康的感覺，因爲有些人不知道那是什麼感覺。從那一刻起，在療癒過程中，他們會立刻感覺到很好，更有可能接受身體療癒。以下是逐步療癒的過程：

療癒和扎根的完整過程

1. 集中意念到心輪，想像自己與大地之母連結，是「一切萬有」的一部分。
2. 想像能量從您的腳底向上湧現，打開身體各處脈輪直至頂輪，並在頭頂出現一個您身置其中的美麗光球，一直往宇宙移動。
3. 超出宇宙、越過白色的光、越過暗光、再越過白色的光，越過我們稱為「法則」的果凍狀物質，進入似珍珠光澤的白光之中，進入第七存有界。
4. 集中無條件的愛，下指令：**一切萬有的造物主，我現在下指令這個人被療癒。謝謝，完成了。完成了。完成了。**
5. 見證療癒能量進入此人的空間，並觀想正在發生的變化和轉變。繼續觀看，直到完成。
6. 想像一下在瀑布狀的白光中清洗自己。
7. 為了正確地扎根，想像您的能量回到您的空間、然後進入地球，接著再通過您所有的脈輪、把它拉到您的頂輪。當您習慣了這個練習，將不再需要扎根回您的身體，因為您已意識到您並不是真正分離，而是所有萬有的一部分。
8. 進行身體能量的切割（如《希塔療癒》中所述），這會讓您的身體保持平衡。

無條件的愛

爲了使體內的分子發生變化，一個人必須具有創造或「取消」的能量。那麼在療癒中這種能量從哪裡來呢？

當您去到造物主那裡施作療癒時，您就會往上抓住無條件的愛的能量，並將此能量放入身體，讓身體有足夠的能量來做出改變。只要一個無條件的愛的原子就能使身體發生變化。

在初階的課程裡，我們教學生一個循序漸進的過程來冥想上去和收集愛。當大腦習慣了它應該冥想什麼，這個過程就會自動自發地發生。

最終，是療癒師見證造物主療癒的能力，並將它帶入個案。造物主進行療癒、療癒師去證見，它就在那裡。物理學中有條定律說：除非去見證，否則什麼也不存在。

在希塔療癒課程中，小組療癒過程教會人們接受造物主無條件的愛，並向小組介紹信念和感覺工作。然而，如果您把無條件的愛強加給一個從未接受過愛的人，他們的身體就會抵抗它，就像對付細菌或病毒一樣。這個人自己也會變得不舒服，對整個療癒感到不舒服。療癒師將能夠感覺到這種抗拒。這時去測試一個人的信念，「我可以接受無條件的愛」。如果他們顯示他們不知道如何接受無條件的愛，他們給予允許後，療癒師會從造物主那裡下載這種感覺。

人有無條件的愛就是以「基督」或「佛陀」的意識去愛。這是透過造物主（或開悟）看到人的眞相，儘管如此仍然愛他們。

根據我的經驗，與接受無條件的愛有關的信念，一般是在兒童時期創造的。例如，母親可能對孩子表現出眞正的愛，但隨後卻毫不留情地打了他一頓；或者在另一種情況下，父親可能會對孩子表達眞正的愛，然後猥褻他。像這樣的童年情景創造了一些信念，意味著這個人不知道如何接受無條件的愛。

我還觀察到，有些受到嚴重虐待的兒童倖存者，能夠在某個人行動之前就預料到他的下一步。由於顯而易見的原因，這樣子的生存反射使他們非常靈通。我想很多受虐待的孩子也有同樣的經歷：走出自己的空間，直觀地觀察別人，這對他們來說很自然，因爲他們已經習慣了。這一類人在他們早期生活的大部分時間裡都專注於他人的空間。他們在尋找愛。

在相當大的程度上，我們的生活中充滿了對各種形式的愛的追求。若要找到諸如此類的例子，只需要觀察尋找靈魂伴侶、交朋友、撫養孩子、養寵物等等的驅動力。男人們透過參加競技體育活動來感受友情、增進感情。即使有些憤怒和仇恨的表現，也是尋求愛、或失去/缺乏愛的結果。大多數正向的人際關係都是對愛的本質的探索。

大多數您所療癒的個案們會徒勞地去尋找愛情，但是不管他們怎麼努力也找不到。這可能是因爲他們不愛自己，不明白愛是什麼感覺。您可以在獲得允許的情況下，將來自造物主純淨的愛的感覺下載到他們的各個層面。

即時療癒

有些人因爲曾經歷過的困難（可能是精神上的、靈性上的、身體上的或情感上的），需要不止一次地療癒。而另一些人則已經準備好能即刻且完全地被治癒。

如果身體在接受指令時沒有立即得到療癒，那麼就會有一個潛意識的程序阻礙它。必須找到並改變這個信念。被療癒者若沒有受到任何阻礙的話，會立即得到治癒。

其他來找您的人不會相信他們可以被療癒，這需要下載才能改變。只要您不氣餒，造物主會幫助您找到合適的感覺、情緒或信念，就像人本身一樣。一個人的思想、身體和靈性都有像電腦一樣的記憶，如果您知道該問什麼問題，這些會告訴您什麼需要被釋放和取代，以及什麼感覺被遺漏了。

然而，您可能會誤解這些信息，變得氣餒。也許這種感覺不是您自己的，而是被療癒者投射出來的。也許他們不知道如何生活而不氣餒和失去希望。

我相信，每一種療癒法都只有一些基本的感覺和信念。我的理解是，疾病是由於長期持有某種信念而形成的。一旦這些信念被清理了，疾病就會消失。疾病的存在是爲了引起您的注意，告訴您某件事是不同步、不聚焦或是不與身體平衡的。

目標是清理身體、思想和靈魂中夠多的信念負擔，以便與造物主進行純粹的交流。所以我也相信希塔療癒不只是爲了清理疾病，而是爲了讓人類能夠與造物主溝通。

療癒小孩

成功療癒小孩的機率非常高，因爲孩子對神的實相有個純粹的信念，一般不會發生阻礙或阻礙了療癒。然而，父母經常被孩子的問題給深深束縛，他們不允許孩子被治癒。父母可能會產生這樣的信念：孩子現在是、將來也會是生病的，沒有什麼可以幫助他們。這會干擾療癒的過程。

所以，要療癒孩子，您應該要先療癒父母的信念系統，最大的挑戰是讓他們相信孩子是可以改變的。去挖掘父母雙方的信念系統，尤其是母親。父母雙方都需要鼓勵，讓他們知道：孩子能夠而且將會變得更好。

「愛」是療癒孩子的關鍵。看看孩子們是否相信只有生病才能引起父母的關注。如果他們年紀夠大時，請求他們的允許來治癒他們。「年紀夠大」意味著他們能夠說話。

在某些情況下，孩子們痊癒了，但隨後又被放回到使他們生病的環境中，像是污染、重金屬、不良飲食和缺乏營養等等，都可能是原因。

有一次，在一個由小孩子組成的班級裡，我引導整個團體進入希塔。然後我讓孩子們互相做身體掃描，一次又一次，他們會正確地報告他們在解讀過程中所經歷的事情。這些孩子四個小時就能學會成人三天才能學會的東西。

原因之一是他們仍然有「我認爲我可以」的能量。問問自己，想知道「我認爲我可以」的能量是什麼感覺嗎？這是我們許多人在成長過程中失去的童年信念。

您想知道到目前爲止，您在生活中所做的每一件事都是有意義的嗎？

我很喜歡這句話：「童年應該是生命中很重要的一部分，但我們似乎花了大部分時間來度過它。」開頭可能很難，結尾也很悲傷，但這才是最重要的。如果生活艱辛，請給一些時間讓希望漂浮（出自電影《眞愛告白》）。

信念和疾病

我相信，在某些情況下，人們之所以會吸引病毒和細菌到自己身邊，是與他們恐懼這些信念有關。

我們都知道，在我們的日常生活中，有些人很少生病、而有些人很容易生病。您可能會說很少生病的那些人是因爲有比較好的免疫系統。而我認爲他們之所以有優越免疫系統的原因，是因爲他們相信他們有。例如，有些人認爲如果自己在雪中赤腳走路就會感冒；另一些人則認爲小孩子是疾病的滋生地；還有一些人認爲他們不能在某種疾病周圍，否則他們會受到感染。

如果這些信念適用於每個人，那麼醫生、護士和教師就會一直生病。爲什麼護士可以和病人在一起，而自己卻不會生病？這是因爲他們對疾病沒有普遍的恐懼。如果世界上沒有這些無所畏懼的人，就沒有人會與患有傳染疾病的人一起工作，因爲我們都太害怕被傳染了。

病毒和信念

我們選擇疾病的方式和選擇伴侶的方式是一樣的：我們相互吸引是因爲我們的共鳴和信念系統。當我們擁有與病毒、細菌、酵母或眞菌相同的信念系統時，我們的免疫系統就會出現弱點。然後，病毒、細菌、酵母或眞菌就會被吸引到我們身邊，並附著在我們身上。

我知道這是一個大膽的聲明，但這是我透過療癒一名患有生殖器皰疹的女性個案所得出的結論。就像我在《希塔療癒》中解釋的那樣，我幫她療癒了很長一段時間，但是皰疹還是沒有消失。最終，造物主告訴我要改變病毒和她的信念系統。所以我開始拔除病毒的信念系統，當我再拔除底層的信念系統時，我觀看到它變成完全不同的東西，離開身體。它消失了，醫生也證實了這一點。

用科學術語來說，在此過程中到底發生了什麼？這是一個科學理論，細菌會變成病毒，而病毒會變成眞菌，實際上又會演變成某種不同的東西，從而逃避了檢測。對病毒完成信念工作後，它會再次發生變化，但是這次變成了無害的能量形式。要了解，我們不是在殺死病毒；而是透過見證其亞原子粒子的重新排列來對病毒進行轉換。如果您見證亞原子粒子的重新排列，那麼一切都可能在體內發生變化。

5 感覺的創造

有些人在人生中從未經歷過某種感覺的能量。也許是他們小時候就受到了創傷，所以沒有發展出這些感覺，或者是在這種存有界的戲劇中失去了某種感覺。但是，要爲我們的人生帶來喜樂或愛，我們必須先體驗它們。必須由造物主向我們顯示他們的感覺爲何。開發進階希塔療癒課程的目的，是爲人們提供一系列的「感覺下載」。

透過「感覺工作」來進行下載，能創造出驚人速度的改變。人們原本可能需要用一輩子學習的事，可以在一瞬間完成。人們可以很快地學會被愛、被榮耀、被尊重、被珍惜的感覺，甚至可以在沒有因習慣而產生的負面感覺下生活，像是「我知道如何不悲傷的過生活」。

正如我在《希塔療癒》中所解釋的，對於信念工作及感覺工作，療癒師能量測試個案（或他們自己）以發現是否曾經歷特定的感覺；然後，他們獲得個案的口頭許可，並與「一切萬有」的造物主連結。透過下指令的過程，他們見證了從造物主那裡下載而來的感覺能量、在四個信念層面上通過人身體的每一個細胞。一旦經歷了這種感覺，這個人就準備去創造並改變人生了。

我相信我們使用感覺工作，實際上是在訓練我們的細胞如何在沒有某些特定感覺（例如抑鬱）的情況下生活。感覺工作使我們能夠眞正改變我們的想法，重置抑鬱症或其他不良感受的接收器，並開啓在希塔波中所產生之新的接收器。

您可能會問，這有什麼證據嗎？我提供的證據表明，很多人在開始使用感覺工作時，病情就開始好轉了。例如，簡單地下載「生活不被打敗」的感覺可以給爲糖尿病患者帶來正面的改變，對其他疾病也有幫助。

感覺是透過以下過程，從一切萬有的造物主那裡下載的：

感覺過程的下載

1. 專注在自己。開始把您的意識送進大地之母的中心，它是一切萬有的一部分。透過您的腳把能量帶上來，進入您的身體並透過所有的脈輪。
2. 超越宇宙，超越白光，超越黑光，超越白光，超越果凍般的物質，那就是法則，進入珍珠般的白光，進入存有的第七界。
3. 連結一切萬有的造物主，下指令：**一切萬有的造物主，下指令將感覺（說出感覺）下**

載到（人的名字），以最高和最好的方式通過他們身體的每一個細胞，在所有四個信念層面上、在他們人生的每一個面向中。謝謝您！完成了。完成了。完成了。

4. 見證該種感覺的能量流入到此人的空間，觀想著來自造物主的感覺，通過了此人身體的每一個細胞，將這種感覺下載到所有四個信念層面。

5. 完成後，通過頂輪將意識移出該人的空間，並在流水或白光中沖洗自己來斷開連接。通過頂輪進入您的身體，將意識向下傳遞到大地之母，然後將能量通過身體向上拉至頂輪，並進行能量切割。

隨著不斷的練習，您將逐漸熟悉此過程，因此無需接地。

下載

人們可能從未經歷過各種感覺和知識，當這些被下載到他們之中時，他們獲得了某種覺知，是從一切萬有的造物主而來，整合到他們的身心靈當中。這種感覺的教導對人們直覺力的發展會有驚人的效果，也會在人們物質界的生活中創造出幸福與安康

考慮下載此處所列出的感覺是很重要的，對您自己和他人都是如此。然後，所有不適合的東西都可以很容易地釋放出來。

您越用這種方式清理自己的心智，就越容易進入第七界來讓身體保持平衡。疾病不是您的敵人。疾病只是不平衡的一種徵兆。

＊＊＊

以下的程式和感覺分成幾大類：

- 我了解「一切萬有造物主」的定義。
- 我了解＿＿＿＿是什麼感覺。
- 我知道了解如何＿＿＿＿。
- 我知何時＿＿＿＿。
- 我知道如何＿＿＿＿。
- 我知道如何每一天過著＿＿＿＿的日子。
- 我知道「萬有造物主」的觀點。
- 我知道（對我而言）＿＿＿＿是可能的。

這裡有些例子：

- 我知道第七界萬有造物主對信任的定義。
- 我知道信任是什麼感覺。
- 我知道了解信任是什麼感覺。
- 我知道何時信任。
- 我知道如何去信任。
- 我知道如何每一天都可能過著信任他人的日子。
- 我知道「萬有造物主」對信任的觀點。
- 我知道是有可能去信任的。

即使我在這裡為您提供了下列的下載內容，您仍然得在具有認證導師的情況下參加進階希塔療癒課程。

與「一切萬有的造物主」有關的信念程式

- 我了解完全連結一切萬有的造物主是什麼感覺。
- 我知道如何完全連結「一切萬有的造物主」。
- 我知道「一切萬有的造物主」。

θ

- 我了解允許「一切萬有的造物主」讓我見證身體內部狀況的感覺是什麼。
- 我知道如何允許「一切萬有的造物主」讓我見證身體的內部。
- 我了解「一切萬有的造物主」讓我觀想在身體內部是什麼感覺。
- 我知道如何信任「一切萬有的造物主」會告訴我，我在身體內觀想的是什麼。
- 我知道如何區分聆聽「造物主」及聆聽自己的差異。
- 我了解讓別人看到「他們對『一切萬有的造物主』而言是非常重要」的感覺。
- 我知道如何顯示讓別人看到他們對「一切萬有的造物主」而言是非常重要的。
- 我了解將「一切萬有的造物主」的能量傳播到全世界的感覺。
- 我知道如何將「一切萬有的造物主」的能量傳播到全世界。
- 我了解知道聆聽「一切萬有的造物主」和聆聽自己之間的差異是什麼。
- 我了解值得「一切萬有的造物主」的愛是什麼感覺。
- 我了解透過「一切萬有的造物主」，什麼事都是有可能的。
- 我了解知道「一切萬有的造物主」的感覺是什麼。
- 我了解有可能知道「一切萬有的造物主」是存在的。
- 我了解值得「一切萬有的造物主」的愛是什麼感覺。
- 我知道我值得「一切萬有的造物主」的愛。

- 我了解連結「一切萬有的造物主」是什麼感覺。
- 我知道如何連結「一切萬有的造物主」。
- 我知道「一切萬有的造物主」完全地與我連結。
- 我知道如何每天都過著完全與「一切萬有的造物主」連結的日子。
- 我了解見證「一切萬有的造物主」施做療癒是什麼感覺。
- 我知道如何見證「一切萬有的造物主」施做療癒。
- 我知道何時見證「一切萬有的造物主」施做療癒。
- 我知道如何與「一切萬有的造物主」不分離的感覺。

豐盛

- 我了解造物主對豐盛的定義。
- 我了解擁有豐盛是什麼感覺。
- 我知道如何擁有豐盛。
- 我知道如何每天豐盛的過生活。
- 我知道「一切萬有的造物主」對豐盛的觀點。
- 我知道擁有豐盛是有可能的。

接受

- 我了解造物主對接受的定義。
- 我了解接受的感覺是什麼。
- 我知道何時去接受。
- 我知道如何去接受。
- 我知道如何每天接受的過生活。
- 我知道造物主對接受的觀點。
- 我知道完全接受自己是有可能的。
- 我了解接受與收受來自別人療癒的感覺。
- 我知道如何接受與收受來自別人的療癒。
- 我知道造物主對療癒的觀點。
- 我知道接受與收受來自別人的療癒是有可能的。

被造物主接受

- 我了解一切萬有造物主的定義，被一切萬有造物主完全接受。
- 我了解完全被造物主接受的感覺是什麼。

- 我知道如何被造物主完全的接受。
- 我知道如何每天過著被造物主完全接受的日子。
- 我知道被一切萬有造物主完全接受的造物主觀點。
- 我知道完全被造物主接受是有可能的。

負責任

- 我了解造物主對負責任的定義。
- 我了解負責任是什麼感覺。
- 我知道何時要負責任。
- 我知道如何負責任。
- 我知道如何每一天負責任地過日子。
- 我知道造物主對負責任的觀點。
- 我知道對自己的行爲負責任是有可能的。

成就

- 我了解造物主對成就的定義。

- 我了解有成就是什麼感覺。
- 我知道何時有成就。
- 我知道如何有成就。
- 我知道如何過著有成就的日子。
- 我知道造物主對成就的觀點。

表達感覺

- 我了解造物主對表達感覺的定義。
- 我了解表達自己的感覺是什麼感覺。
- 我知道何時表達我的感覺。
- 我知道如何表達我的感覺。
- 我知道如何在每天的生活中表達我的感覺。
- 我知道造物主對表達我的感覺的觀點。
- 我知道表達我的感覺是有可能的。

平衡

- 我了解造物主對平衡的定義。
- 我了解平衡是什麼感覺。
- 我知道如何保持平衡。
- 我知道如何每一天過著平衡的日子。
- 我知道造物主對平衡的觀點。
- 我知道保持平衡是有可能的。

美麗

- 我了解造物主對美麗的定義。
- 我了解美麗的感覺是什麼。
- 我知道如何每天美麗的生活著。
- 我知道造物主對美麗的觀點。
- 我知道美麗是有可能的。

θ

被珍惜

- 我了解造物主對被珍惜的定義。
- 我了解被珍惜的感覺是什麼。
- 我知道如何被珍惜。
- 我知道如何每一天都過著被珍惜的日子。
- 我知道造物主對被珍惜的觀點。
- 我知道被珍惜是有可能的。

完整

- 我了解造物主對完整的定義。
- 我了解完整的感覺是什麼。
- 我知道如何完整。
- 我知道完整是有可能的。

情緒安住

- 我了解造物主對情緒安住的定義。

- 我了解情緒安住的感覺是什麼。
- 我知道如何情緒安住。
- 我知道如何每一天都過著情緒安住的生活。
- 我知道造物主對情緒安住的觀點。
- 我知道情緒安住是有可能的。

替別人開心

- 我了解造物主對替別人開心的定義。
- 我了解替別人開心是什麼感覺。
- 我知道何時替別人開心。
- 我知道如何替別人開心。
- 我知道如何每一天都過著替別人開心的生活。
- 我知道造物主對替別人開心的觀點。
- 我知道替別人開心是有可能的。

θ

被別人聽見

- 我了解造物主對被別人聽見的定義。
- 我了解被別人聽見是什麼感覺。
- 我知道何時被別人聽見。
- 我知道如何被別人聽見。
- 我知道如何每一天都過著被別人聽見的生活。
- 我知道造物主對被別人聽見的觀點。
- 我知道被別人聽見是有可能的。

活在當下

- 我了解造物主對活在當下的定義。
- 我了解活在當下是什麼感覺。
- 我知道如何活在當下。
- 我知道如何在每一天的生活中都活在當下。
- 我知道造物主對活在當下的觀點。
- 我知道活在當下是有可能的。

• 我了解每分每秒都活在當下的感覺。
• 我知道如何每分每秒都活在當下。
• 我了解活在當下生活的感覺，並體驗其中的喜樂。

惹人喜愛

• 我了解造物主對惹人喜愛的定義。
• 我了解惹人喜愛是什麼感覺。
• 我知道如何惹人喜愛。
• 我知道造物主對惹人喜愛的觀點。
• 我知道惹人喜愛是有可能的。

被伴侶所愛

• 我了解造物主對被我的伴侶所愛的定義。
• 我了解被我的伴侶所愛是什麼感覺。
• 我知道何時被我的伴侶所愛。
• 我知道如何被我的伴侶所愛。

- 我知道如何每一天都過著被我的伴侶所愛的生活。
- 我知道「萬有的造物主」對被我的伴侶所愛的觀點。
- 我知道被我的伴侶所愛是有可能的。

開放地接受點子

- 我了解造物主對開放地接受不同點子的定義。
- 我了解開放地接受點子是什麼感覺。
- 我知道何時開放地接受點子。
- 我知道如何開放地接受點子。
- 我知道如何每一天都過著開放地接受點子的日子。
- 我知道開放地接受點子是有可能的。

特別

- 我了解特別是什麼感覺。
- 我知道如何特別。
- 我知道造物主對特別的觀點。

- 我知道特別是有可能的。

被別人理解

- 我了解造物主對被別人理解的定義。
- 我了解被別人理解是什麼感覺。
- 我知道何時被別人理解。
- 我知道如何被別人理解。
- 我知道如何每一天都過著被別人理解的日子。
- 我知道造物主對被別人理解的觀點。
- 我知道被別人理解是有可能的。

被想要

- 透過一切萬有造物主我了解被想要的定義。
- 我了解被想要是什麼感覺。
- 我知道何時被想要。
- 我知道如何被想要。

- 我知道是有可能被想要的。

完整性

- 我了解完整性是什麼感覺。
- 我知道如何完整性。
- 我知道完整性是有可能的。

慈悲

- 我了解造物主對慈悲的定義。
- 我了解慈悲是什麼感覺。
- 我知道眞正的慈悲。
- 我知道何時是慈悲的。
- 我知道如何慈悲。
- 我知道如何每一天都過著慈悲的生活。
- 我知道造物主對慈悲的觀點。
- 我知道慈悲是有可能的。

生命氣息

- 我了解造物主對生命氣息的定義。
- 我了解接受生命氣息是什麼感覺。
- 我知道如何接受生命氣息。
- 我知道如何在每一天的生活中呼吸著生命的氣息。
- 我知道造物主對生命氣息的觀點。
- 我知道呼吸是有可能的。

平靜

- 我了解造物主對平靜的定義。
- 我了解平靜是什麼感覺。
- 我知道何時平靜。
- 我知道如何平靜。
- 我知道如何每天平靜地過生活。
- 我知道造物主對平靜的觀點。
- 我知道保持平靜是有可能的。

θ

靈視力

- 我了解造物主對靈視力的定義。
- 我知道用靈視力觀看的感覺是什麼。
- 我知道何時用靈視力觀看。
- 我知道如何用靈視力觀看。
- 我知道如何在日常生活中使用靈視力觀看。
- 我知道造物主對靈視力的觀點。
- 我知道用靈視力觀看是有可能的。

清楚的溝通

- 我了解造物主對清楚溝通的定義。
- 我了解能夠清楚溝通是什麼感覺。
- 我知道如何清楚地溝通。
- 我知道如何每一天都過著能夠清楚溝通的日子。
- 我知道造物主對清楚溝通的觀點。
- 我知道清楚溝通是有可能的。

常識

- 我了解造物主對常識的定義。
- 我了解擁有常識的感覺。
- 我知道何時擁有常識。
- 我知道如何擁有常識。
- 我知道如何每一天都過著有常識的日子。
- 我知道造物主對常識的觀點。
- 我知道擁有常識是有可能的。

慈悲心

- 我了解造物主對慈悲心的定義。
- 我了解對自己及他人有慈悲心是什麼感覺。
- 我知道什麼是眞正的慈悲心。
- 我知道何時有慈悲心。
- 我知道如何有慈悲心。
- 我知道如何每一天都過著有慈悲心的日子。

- 我知道造物主對慈悲心的觀點。
- 我知道對自己及他人慈悲是有可能的。

自信

- 我了解第七界「萬有的造物主」對自信的定義。
- 我了解有自信的感覺是什麼。
- 我知道何時有自信。
- 我知道如何有自信。
- 我知道如何每一天都過著有自信的日子。
- 我知道造物主對自信的觀點。
- 我知道有自信是有可能的。

合作

- 我了解造物主對合作的定義。
- 我了解合作是什麼感覺。
- 我知道合作是什麼。

- 我知道何時合作。
- 我知道如何合作地過每一天。

負債

- 我了解造物主對零負債的定義。
- 我了解零負債是什麼感覺。
- 我知道如何能零負債。
- 我知道如何每一天都過著零負債的日子。
- 我知道零負債是有可能的。

專心致力

- 我了解造物主對專心致力的定義。
- 我了解專心致力是什麼感覺。
- 我知道如何專心致力。
- 我知道如何專心致力的過每一天的生活。
- 我知道造物主對專心致力的觀點。

θ

- 我知道專心致力是有可能的。
- 我了解造物主對專心致力的定義。
- 我了解對造物主專心致力的感覺。
- 我知道如何對造物主專心致力。
- 我知道如何每一天都過著對造物主專心致力的生活。
- 我知道造物主對專心致力於造物主的觀點。
- 我知道對造物主專心致力是有可能的。
- 我了解造物主對致力於自己目標的定義。
- 我了解專心致力於自己目標的感覺。
- 我知道何時專心致力於自己的目標。
- 我知道如何專心致力於自己的目標。
- 我知道如何每一天都過著專心致力於自己目標的日子。
- 我知道造物主對專心致力於自己目標的觀點。
- 我知道專心致力於自己的目標是有可能的。

值得發光發熱

- 我了解造物主對值得發光發熱的定義。
- 我了解值得發光發熱是什麼感覺。
- 我知道如何值得發光發熱。
- 我知道如何每一天都過著值得發光發熱的日子。
- 我知道造物主對值得發光發熱的觀點。

全心投入

- 我了解造物主對全心投入的定義。
- 我了解全心投入是什麼感覺。
- 我知道什麼是全心投入。
- 我知道如何每一天都過著全心投入的日子。
- 我知道造物主對全心投入的觀點。
- 我知道全心投入是有可能的。

勤奮

- 我了解造物主對勤奮的定義。
- 我了解勤奮是什麼感覺。
- 我知道如何每一天都過著勤奮的日子。
- 我知道造物主對勤奮的觀點。
- 我知道勤奮是有可能的。

評估

- 我了解造物主對評估狀況的定義。
- 我了解清楚評估狀況是什麼感覺。
- 我知道何時評估狀況。
- 我知道如何評估狀況。
- 我知道造物主對評估狀況的觀點。
- 我知道在行動之前評估狀況是有可能的。

信心

- 我了解造物主對信心的定義。
- 我了解有信心是什麼感覺。
- 我知道如何每一天都過著有信心的日子。
- 我知道造物主對信心的觀點。
- 我知道有信心是有可能的。

家庭

- 我了解造物主對家庭的定義。
- 我了解擁有家庭是什麼感覺。
- 我知道何時擁有家庭。
- 我知道如何擁有家庭。
- 我知道造物主對家庭的觀點。
- 我知道擁有家庭是有可能的。

θ

專注

- 我了解造物主對專注的定義。
- 我了解專注是什麼感覺。
- 我知道何時專注。
- 我知道如何專注。
- 我知道如何每一天都過著專注的日子。
- 我知道造物主對專注的觀點。
- 我知道專注是有可能的。

原諒

- 我了解造物主對於原諒的定義。
- 我了解原諒自己與原諒他人是什麼感覺。
- 我知道什麼是真正的原諒。
- 我知道何時原諒。
- 我知道如何原諒。
- 我知道如何每一天都過著原諒的日子。

- 我知道造物主對原諒的觀點。
- 我知道原諒自己與原諒別人是有可能的。

樂趣

- 我了解造物主對樂趣的定義。
- 我了解有樂趣是什麼感覺。
- 我知道何時有樂趣。
- 我知道如何有樂趣。
- 我知道如何每一天都過著有樂趣的日子。
- 我知道造物主對有樂趣的觀點。
- 我知道有樂趣是有可能的。

感激

- 我了解造物主對感激的定義。
- 我了解對別人感激、對神感激是什麼感覺。
- 我知道何時感激。

θ

- 我知道如何感激。
- 我知道如何每一天都過著感激的日子。
- 我知道造物主對感激的觀點。
- 我知道充滿感激是有可能的。

健康

- 我了解第七界造物主對健康的定義。
- 我了解健康是什麼感覺。
- 我知道何時處在健康的狀態。
- 我知道如何保持健康。
- 我知道如何每一天都過著健康的日子。
- 我知道造物主對健康的觀點。
- 我知道健康是有可能的。

家

- 我了解造物主對家的定義。

- 我了解有家是什麼感覺。
- 我知道如何有家。
- 我知道造物主對家的觀點。
- 我知道有家是可能的。

誠實

- 我了解造物主對誠實的定義。
- 我了解誠實的感覺。
- 我知道何時誠實。
- 我知道如何誠實。
- 我知道如何每一天都過著誠實的日子。
- 我知道造物主對誠實的觀點。
- 我知道誠實是有可能的。
- 我知道造物主對自己誠實的定義。
- 我了解對自己誠實的感覺。
- 我知道如何對自己誠實。

θ

- 我知道如何誠實地過自己的日常生活。
- 我知道造物主對自己誠實的觀點。
- 我知道對自己誠實是有可能的。

榮譽

- 我了解造物主對榮譽的定義。
- 我了解擁有榮譽是什麼感覺。
- 我知道何時擁有榮譽。
- 我知道如何擁有榮譽。
- 我知道如何每一天都過著榮譽的日子。
- 我知道造物主對榮譽的觀點。
- 我知道擁有榮譽是有可能的。

謙虛

- 我了解造物主對謙虛的定義。
- 我了解謙虛是什麼感覺。

- 我知道何時謙虛。
- 我知道如何謙虛。
- 我知道造物主對謙虛的觀點。
- 我知道謙虛是有可能的。

不受影響

- 我了解造物主對不受懷疑影響的定義。
- 我了解不受懷疑影響是什麼感覺。
- 我知道如何不受懷疑影響。
- 我知道如何每一天都過著不受懷疑影響的日子。
- 我知道造物主對不受懷疑影響的觀點。
- 我知道不受懷疑影響是有可能的。
- 我了解造物主對於不受有毒物質影響的定義。
- 我了解不受有毒物質影響是什麼感覺。
- 我知道如何不受有毒物質影響。

θ

- 我知道如何每一天都過著不受有毒物質影響的日子。
- 我知道不受有毒物質影響是有可能的。
- 我了解造物主對於不受負面能量影響的定義。
- 我了解不受負面能量影響是什麼感覺。
- 我知道如何不受負面能量影響。
- 我知道如何每一天都過著不受負面能量影響的日子。
- 我知道不受負面能量影響是有可能的。
- 我了解造物主對於不受擔憂影響的定義。
- 我了解不受擔憂影響是什麼感覺。
- 我知道如何不受擔憂影響。
- 我知道如何每一天都過著不受擔憂影響的日子。
- 我知道不受擔憂影響是有可能的。
- 我知道造物主對不受擔憂影響的觀點。
- 我了解不受疾病影響是什麼感覺。

- 我知道如何不受疾病影響。
- 我知道如何每一天都過著不受疾病影響的日子。
- 我知道不受疾病影響是可能的。

重要

- 我了解造物主對重要的定義。
- 我了解重要的感覺是什麼。
- 我知道如何每一天都過著感覺自己重要的日子。
- 我知道造物主對重要的觀點。
- 我知道對造物主來說成爲重要的是有可能的。

正直

- 我了解造物主對正直的定義。
- 我了解正直是什麼感覺。
- 我知道如何正直。
- 我知道如何每一天都過著正直的日子。

- 我知道造物主對正直的觀點。
- 我知道有正直感是有可能的。

互動

- 我了解造物主對與人互動的定義。
- 我了解與人互動是什麼感覺。
- 我知道何時與人互動。
- 我知道如何與人互動。
- 我知道如何每一天都過著與人互動的日子。
- 我知道與人互動是有可能的。

即時療癒

- 我了解造物主對即時療癒的定義。
- 我了解見證即時療癒是什麼感覺。
- 我知道如何見證即時療癒。
- 我知道造物主對即時療癒的觀點。

- 我知道見證即時療癒是有可能的。

直覺力

- 我了解造物主對眞正直覺力的定義。
- 我了解相信自己直覺力是什麼感覺。
- 我知道何時信任自己的直覺力。
- 我知道如何信任自己的直覺力。
- 我知道如何每一天都過著信任自己直覺力的日子。
- 我知道信任自己的直覺力是有可能的。

喜樂

- 我了解造物主對喜樂的定義。
- 我了解喜樂是什麼感覺。
- 我知道如何擁有喜樂。
- 我知道如何每一天都過著喜樂的日子。
- 我知道造物主對喜樂的觀點。

θ

- 我知道擁有喜樂是有可能的。

造物主是眞實的

- 我了解知道造物主是眞實的感覺是什麼。
- 我知道如何每一天都過著知道造物主是眞實的日子。
- 我知道造物主是眞實的是有可能的。

眞實自我

- 我了解知道眞實自我是什麼感覺。
- 我知道道我的眞實自我。
- 我知道造物主對眞實自我的觀點。

順流

- 我了解讓別人做自己是什麼感覺。
- 我知道如何讓別人做自己。
- 我了解當世界處在完全和諧及平衡的狀態時是什麼樣的感覺。

- 我了解在生活中不過度批判自己或他人的感覺是什麼。

人生目的

- 我透過造物主了解我的人生目的。
- 我知道了解我的人生目的是有可能的。

聆聽

- 我了解造物主對聆聽的定義。
- 我了解聆聽是什麼感覺。
- 我知道何時聆聽。
- 我知道如何聆聽。
- 我知道如何在每一天的生活中打開耳朵聆聽。
- 我知道造物主對聆聽的觀點。
- 我知道成爲一個好的聆聽者是可能的。
- 我了解被一個男人/女人/一切萬有的造物主所聆聽的感覺。
- 我知道如何被一個男人/女人/一切萬有的造物主所聆聽。

θ

愛

- 我了解造物主對愛的定義。
- 我了解愛自己身邊的同性或異性是什麼感覺。
- 我知道如何去愛身邊的所有同性或異性。
- 我知道造物主對愛的觀點。
- 我知道愛所有人是有可能的。

- 我了解造物主對母愛的定義。
- 我了解擁有母愛是什麼感覺。
- 我知道如何每一天都過著擁有母愛的日子。
- 我知道造物主對母愛的觀點。
- 我知道接收到母愛是有可能的。

- 我了解造物主對父愛的定義。
- 我了解擁有父愛是什麼感覺。
- 我知道如何每一天都過著擁有父愛的日子。

- 我知道造物主對父愛的觀點。
- 我知道接收到父愛是有可能的。

愛他人本質

- 我了解造物主對愛他人本質的定義。
- 我了解愛他人本質是什麼感覺。
- 我知道如何愛他人的本質。
- 我知道如何每一天都過著有愛的日子。
- 我知道造物主對愛的觀點。
- 我知道愛他人的本質是有可能的。

忠誠

- 我了解造物主對忠誠的定義。
- 我了解忠誠是什麼感覺。
- 我知道如何忠誠。
- 我知道何時該忠誠。

θ

- 我知道如何每一天都過著忠誠的日子。
- 我知道造物主對忠誠的觀點。
- 我知道忠誠是有可能的。

神奇的力量

- 我了解造物主對神奇力量的定義。
- 我了解神奇的力量是什麼感覺。
- 我知道如何擁有神奇的力量。
- 我知道何時可以使用神奇的力量。
- 我知道如何每一天都過著有神奇力量的日子。
- 我知道造物主對神奇力量的觀點。
- 我知道體驗到神奇力量是有可能的。

奇蹟

- 我了解造物主對奇蹟的定義。
- 我了解奇蹟是什麼感覺。

- 我知道何時會有奇蹟。
- 我知道如何使奇蹟顯化及見證奇蹟。
- 我知道如何每一天都過著有奇蹟的日子。
- 我知道造物主對奇蹟的觀點。
- 我知道見證奇蹟是有可能的。

金錢

- 我了解有錢是什麼感覺。
- 我知道如何有錢。
- 我知道如何每一天都過著有錢的日子。
- 我知道造物主對金錢的觀點。
- 我知道有錢是有可能的。
- 我知道錢只是一種能量交換的形式。

動機／激勵

- 我了解造物主對動機／激勵的定義。

- 我了解被造物主激勵是什麼感覺。
- 我知道如何被造物主激勵。
- 我知道如何每一天都過著充滿動機的日子。
- 我知道造物主對動機／激勵的觀點。
- 我知道被造物主激勵是有可能的。

和平

- 我了解造物主對和平的定義。
- 我了解和平是什麼感覺。
- 我知道如何擁有和平。
- 我知道如何每一天都過著和平的日子。
- 我知道造物主對和平的觀點。
- 我知道擁有和平是可能的。

堅持到底

- 我了解造物主對堅持到底的定義。

- 我了解堅持到底是什麼感覺。
- 我知道如何堅持到底。
- 我知道堅持到底是有可能的。

玩耍

- 我了解造物主對玩耍的定義。
- 我了解玩耍是什麼感覺。
- 我知道何時玩耍。
- 我知道如何玩耍。
- 我知道如何每一天都玩耍地過日子。
- 我知道造物主對玩耍的觀點。
- 我知道玩耍是有可能的。

自豪

- 我了解造物主對自豪的定義。
- 我了解自豪是什麼感覺。

- 我知道何時自豪。
- 我知道如何自豪。
- 我知道如何每一天都過著自豪的日子。
- 我知道造物主對自豪的觀點。
- 我知道自豪是有可能的。
- 我了解對自己的工作感到自豪是什麼感覺。

放鬆

- 我了解造物主對放鬆的定義。
- 我了解放鬆是什麼感覺。
- 我知道何時放鬆。
- 我知道如何放鬆。
- 我知道如何每一天都過著放鬆的日子。
- 我知道造物主對放鬆的觀點。
- 我知道放鬆是有可能的。

解決信念

- 我了解能夠找出及解決我自己信念是什麼感覺。
- 我知道如何去找出及解決我自己的信念。

尊重

- 我了解造物主對尊重自己和尊重別人的定義。
- 我了解尊重自己和尊重別人是什麼感覺。
- 我知道如何得到自己和別人的尊重。
- 我知道如何每一天都過著尊重一切事物的日子。
- 我知道造物主對尊重的觀點。
- 我知道尊重是有可能的。
- 我了解被學生尊重是什麼感覺。
- 我知道如何被學生尊重。
- 我知道被學生尊重是有可能的。

θ

休息

- 我了解造物主對休息的定義。
- 我了解休息是什麼感覺。
- 我知道何時休息。
- 我知道如何休息。
- 我知道造物主對休息的觀點。
- 我知道休息是有可能的

平安

- 我了解造物主對平安的定義。
- 我了解平安是什麼感覺。
- 我知道何時是平安的。
- 我知道如何能夠平安。
- 我知道如何每一天都過著平安的日子。
- 我知道造物主對平安的觀點。
- 我知道平安是有可能的

不

- 我了解說「不」是什麼感覺。
- 我知道何時說「不」。
- 我知道如何說「不」。
- 我知道說「不」是有可能的。

安全感

- 我了解造物主對安全感的定義。
- 我了解有安全感是什麼感覺。
- 我知道如何有安全感。
- 我知道如何每一天都過著有安全感的日子。
- 我知道造物主對安全感的觀點。
- 我知道有安全感是有可能的。

看清楚自己

- 我知道如何用造物主的定義看清楚我自己。

- 我知道用造物主的定義看清楚我自己是有可能的。

接受自己

- 我了解造物主對接受自己的定義。
- 我了解接受自己是什麼感覺。
- 我知道如何接受自己。
- 我知道如何每一天都過著完全接受自己的日子。
- 我知道完全地接受自己是有可能的。

平靜

- 我了解造物主對平靜的定義。
- 我了解平靜是什麼感覺。
- 我知道如何得到平靜。
- 我知道如何每一天都過著平靜的日子。
- 我知道造物主對平靜的觀點。
- 我知道平靜是有可能的。

子女

- 我了解造物主對子女的定義。
- 我了解爲人子女是什麼感覺。
- 我知道如何在每一天的生活中扮演著爲人子女的角色。
- 我知道造物主對子女的觀點。
- 我知道爲人子女是有可能的。

說

- 我有話要說。
- 我有一些有價值的話想說給別人聽。
- 我知道我必須講的話都是重要的。

說出眞相

- 我了解造物主對說出我眞實想表達的定義。
- 我了解說出我眞實想表達的是什麼感覺。
- 我知道何時說出我眞實想表達的。

- 我知道如何說出我眞實想表達的。
- 我知道如何每一天都過著說出我眞實想表達的日子。
- 我知道說出我眞實想表達的是有可能的。

沉靜

- 我了解造物主對沉靜的定義。
- 我了解沉靜是什麼感覺。
- 我知道何時沉靜。
- 我知道如何保持沉靜。
- 我知道如何每一天都過著沉靜的日子。
- 我知道沉靜是可能的。

成功

- 我了解造物主對成功的定義。
- 我了解成功是什麼感覺。
- 我知道如何成功。

- 我知道如何每一天都過著成功的日子。
- 我知道造物主對成功的觀點。
- 我知道成功是有可能的。

機智

- 我了解造物主對機智的定義。
- 我了解擁有機智是什麼感覺。
- 我知道如何機智。
- 我知道如何每一天都過著機智的日子。
- 我知道造物主對機智的觀點。
- 我知道擁有機智是有可能的。

感謝

- 我了解造物主對感謝的定義。
- 我了解感謝是什麼感覺。
- 我知道何時要感謝。

θ

- 我知道如何去感謝。
- 我知道如何每一天都過著感謝的日子。
- 我知道造物主對感謝的觀點。
- 我知道感謝是有可能的。

希塔工作

- 我了解能為我自己做希塔工作是什麼感覺。
- 我知道何時為自己做希塔工作。
- 我知道如何為自己做希塔工作。
- 我知道如何在每一天的生活中有能力為自己做希塔工作。
- 我知道有能力為自己做希塔工作是有可能的。

寧靜

- 我了解造物主對寧靜的定義。
- 我了解寧靜是什麼感覺。
- 我知道如何處在寧靜當中。

- 我知道如何每一天都過著寧靜的日子。
- 我知道造物主對寧靜的觀點。
- 我知道寧靜是有可能的。

信任

- 我了解造物主對信任的定義。
- 我了解信任是什麼感覺。
- 我知道如何被信任。
- 我知道被信任是有可能的。
- 我知道造物主對相信自己的定義。
- 我了解百分之百相信自己是什麼感覺。
- 我知道如何百分之百相信自己。
- 我知道百分之百相信自己是有可能的。
- 我了解造物主對相信造物主的定義。

θ

- 我了解百分之百相信造物主是什麼感覺。
- 我知道如何百分之百相信造物主。
- 我知道如何每一天都過著完全相信造物主的日子。
- 我知道百分之百相信造物主是有可能的。

眞相

- 我了解造物主對最高眞相的定義。
- 我知道如何每一天都過著擁有最高眞相的日子。
- 我知道造物主對最高眞相的觀點。
- 我了解知道最高眞相是有可能的。

- 我知道眞相。
- 我知道如何看見眞相。
- 我知道如何每天活在眞相中。
- 我知道看見眞相是有可能的。

- 我了解聽見眞相的感覺。
- 我知道如何聽見眞相。
- 我知道如何在每一天的生活中聽見眞相。
- 我知道聽見眞相是有可能的。
- 我了解眞相的感覺是像什麼。
- 我知道感覺到眞相是有可能的。
- 我了解嗅到眞相的感覺像什麼。
- 我知道眞相嗅起來像什麼。
- 我知道如何嗅到眞相。
- 我知道嗅到眞相是有可能的。

獨特

- 我了解造物主對獨特的定義。
- 我了解獨特是什麼感覺。

• 我知道如何獨特。
• 我知道獨特是有可能的。

智慧

• 我了解造物主對智慧的定義。
• 我了解有智慧是什麼感覺。
• 我知道何時有智慧。
• 我知道如何有智慧。
• 我知道如何每一天都過著有智慧的日子。
• 我知道造物主對智慧的觀點。
• 我知道有智慧是有可能的。

更多的感覺及信念程式！

在日常生活中，我們可以使用感覺工作來探索我們可能沒有的知識和感覺。運用以下的句子結構，填入你要教給自己或他人的感覺：

- 我知道如何過生活而沒有＿＿＿＿是什麼感覺。
- 我知道如何在每天的生活中沒有感覺（被）＿＿＿＿。
- 我知道如何每天生活而不需要恐懼＿＿＿＿的感覺是什麼。
- 我知道如何每天生活而無需＿＿＿＿的感覺是什麼。

幫助自己下載這些感覺，或幫助他人下載以接受這些感覺：

如何每天過生活而沒有＿＿＿＿的感覺是什麼。

- 我知道如何每天過生活而沒有懷疑的感覺是什麼。
- 我知道如何每天過生活而沒有憤怒的感覺是什麼。
- 我知道如何每天過生活而沒有恐懼的感覺是什麼。
- 我知道如何每天過生活而沒有痛苦的感覺是什麼。
- 我知道如何每天過生活而沒有疾病的感覺是什麼。
- 我知道如何每天過生活而沒有憎恨的感覺是什麼。
- 我知道如何每天過生活而沒有怨恨的感覺是什麼。
- 我知道如何每天過生活而沒有後悔的感覺是什麼。

- 我知道如何每天過生活而沒有製造紛爭的感覺是什麼。
- 我知道如何每天過生活而沒有沮喪的感覺是什麼。
- 我知道如何每天過生活而沒有憂鬱和厄運的感覺是什麼。
- 我知道如何每天過生活而沒有失望的感覺是什麼。
- 我知道如何每天過生活而沒有失志的感覺是什麼。
- 我知道如何每天過生活而沒有戲劇化的感覺是什麼。
- 我知道如何每天過生活而沒有混亂的感覺是什麼。
- 我知道如何每天過生活而沒有可悲的感覺是什麼。
- 我知道如何每天過生活而沒有可憐生活的感覺是什麼。
- 我知道如何每天過生活而沒有亢奮的感覺是什麼。
- 我知道如何每天過生活而沒有被虐待的感覺是什麼。
- 我知道如何每天過生活而沒有被利用的感覺是什麼。
- 我知道如何每天過生活而沒有匱乏的感覺是什麼。
- 我知道如何每天過生活而沒有羨慕的感覺是什麼。
- 我知道如何每天過生活而沒有嫉妒的感覺是什麼。
- 我知道如何每天過生活而沒有覬覦別人的感覺是什麼。

- 我知道如何每天過生活而沒有不耐煩的感覺是什麼。
- 我知道如何每天過生活而沒有悲慘的感覺是什麼。
- 我知道如何每天過生活而沒有擔心的感覺是什麼。
- 我知道如何每天過生活而沒有絕望的感覺是什麼。
- 我知道如何每天過生活而沒有懷疑自己力量的感覺是什麼。
- 我知道如何每天過生活而沒有恐懼看到眞相的感覺是什麼。
- 我知道如何每天過生活而沒有負面的感覺是什麼。
- 我知道如何每天過生活而沒有拒絕的感覺是什麼。
- 我知道如何每天過生活而沒有被騷擾的感覺是什麼。
- 我知道如何每天過生活而沒有恥辱的感覺是什麼。
- 我知道如何每天過生活而沒有困惑的感覺是什麼。
- 我知道如何每天過生活而沒有倍感壓力的感覺是什麼。
- 我知道如何每天過生活而沒有焦慮的感覺是什麼。
- 我知道如何每天過生活而沒有被威脅的感覺是什麼。
- 我知道如何每天過生活而沒有威脅別人的感覺是什麼。
- 我知道如何每天過生活而沒有允許別人傷害我的感覺是什麼。

θ

- 我知道如何每天過生活而沒有允許別人犧牲我的感覺是什麼。
- 我知道如何每天過生活而沒有當個受害者的感覺是什麼。
- 我知道如何每天過生活而沒有惹惱別人的感覺是什麼。
- 我知道如何每天過生活而沒有激怒別人的感覺是什麼。
- 我知道如何每天過生活而沒有成爲路霸的感覺是什麼。
- 我知道如何每天過生活而沒有不穩定的感覺是什麼。
- 我知道如何每天過生活而沒有被懲罰的感覺是什麼。
- 我知道如何每天過生活而沒有不知所措的感覺是什麼。
- 我知道如何每天過生活而沒有對下一步如何進行感到緊張的感覺是什麼。
- 我知道如何每天過生活而沒有對未來感到緊張的感覺是什麼。
- 我知道如何每天過生活而沒有對家人憤怒的感覺是什麼。
- 我知道如何每天過生活而沒有對我自己憤怒的感覺是什麼。
- 我知道如何每天過生活而沒有對造物主憤怒的感覺是什麼。
- 我知道如何每天過生活而沒有世界分崩離析的感覺是什麼。
- 我知道如何每天過生活而沒有擔心時間不夠的感覺是什麼。
- 我知道如何每天過生活而沒有把自己攪和到別人事情裡的感覺是什麼。

- 我知道如何每天過生活而沒有批評自己或他人的感覺是什麼。
- 我知道如何每天過生活而沒有爲自己找藉口的感覺是什麼。
- 我知道如何每天過生活而沒有懷疑我能透視身體的能力的感覺是什麼。
- 我知道如何每天過生活而不被集體意識的恐懼所牽動的感覺是什麼。
- 我知道如何每天過生活而沒有用食物、香煙、毒品、酒精來懲罰我自己的感覺是什麼。
- 我知道如何在每天的生活中不感到受傷的感覺是什麼。
- 我知道如何每天過生活而沒有被背叛的感覺是什麼。
- 我知道如何每天過生活而沒有被忽略的感覺是什麼。
- 我知道如何每天過生活而沒有悲情地活著的感覺是什麼。
- 我知道如何每天過生活而沒有必須去遺忘的感覺是什麼。
- 我知道如何每天過生活而沒有需要閉嘴的感覺是什麼。
- 我知道如何每天過生活而沒有必須封閉的感覺是什麼。
- 我知道如何每天過生活而不需要成爲壞人的感覺是什麼。
- 我知道如何每天過生活而沒有老是被人佔便宜的感覺是什麼。
- 我知道如何每天過生活而沒有因爲別人錯誤而受到指責的感覺是什麼。
- 我知道如何每天過生活而沒有與世隔絕的感覺是什麼。

θ

- 我知道如何每天過生活而不必承受別人痛苦的感覺是什麼。但是如果我這樣做，它會立即變成光和愛。

如何在每天的生活中沒有感覺（被）＿＿＿＿＿。

- 我知道如何在每天的生活中不感到自卑。
- 我知道如何在每天的生活中不感到孤獨。
- 我知道如何在每天的生活中不感到被拋棄。
- 我知道如何在每天的生活中不感到悲觀。
- 我知道如何在每天的生活中不感到被輕視。
- 我知道如何在每天的生活中不感到被排斥。
- 我知道如何在每天的生活中不感到被遺忘。
- 我知道如何在每天的生活中不感到被打敗。
- 我知道如何在每天的生活中不感到心碎。
- 我知道如何在每天的生活中不感到不被重視。
- 我知道如何在每天的生活中不感到瘋狂。
- 我知道如何在每天的生活中不感到很愚蠢。

- 我知道如何在每天的生活中不感到低劣。
- 我知道如何在每天的生活中不感到被忽略。
- 我知道如何在每天的生活中不感到被拋棄。
- 我知道如何在每天的生活中不感到被輕視。
- 我知道如何在每天的生活中不感到自己像個包袱。
- 我知道如何在每天的生活中不感到承受重擔。
- 我知道如何在每天的生活中不感到自己像個麻煩。
- 我知道如何在每天的生活中不感到我像是生長在錯的家庭。
- 我知道如何在每天的生活中不感到我像是住在錯的星球。
- 我知道如何在每天的生活中不感到我像是住在錯的身體裡。
- 我知道如何在每天的生活中不感到我（有義務）要對我的父母負責。
- 我知道如何在每天的生活中不感到失控。
- 我知道如何在每天的生活中不感到我像是我父母的雙親一樣。
- 我知道如何在每天的生活中不感受到威脅。

0

我知道如何每天過著無需恐懼＿＿＿＿的日子。

- 我知道如何每天過著無需恐懼與造物主失去連結的日子。
- 我知道如何每天過著無需恐懼再度麻木昏睡且忘記眞相的日子。
- 我知道如何每天過著無需恐懼我辜負這輩子使命的日子。
- 我知道如何每天過著無需恐懼親密關係的日子。
- 我知道如何每天過著無需恐懼與人在一起時感到脆弱、容易受傷的日子。
- 我知道如何每天過著無需恐懼自己感覺很棒的日子。
- 我知道如何每天過著無需恐懼神／上帝的日子。

6 進階的信念工作、感覺工作和挖掘工作

我們的大腦就像一台生物超級電腦，能評估信息並做出反應。我們的回應取決於所接收到的信息以及如何解釋這些信息：不管它是否會成爲信念系統。當某種信念被身體、思想或靈魂接受爲眞實時，就成爲了一個程序。

信念程序可能對我們有利或有害，這取決於它們是什麼以及我們如何對它們做出反應。信念程序的負面形式會對我們的心靈、思想、身體和靈魂產生負面影響。

信念工作

信念工作使人們有能力移除負面的程序和信念系統，並用「一切萬有的造物主」的正面信念來取而代之。這是改變行爲（身體、精神或靈性上）的一種方式。

這也使療癒得以發生。我被告知，要進行療癒，接受療癒的人必須要想恢復健康，而給予療癒的人必須相信那是有可能的，否則他們將不可能見證療癒。在這兩種情況下，信念工作都

會有所幫助。

改變信念的最好方法是回歸孩子般的純潔。當我們還是孩子時，我們的希塔腦電波模式容易接收和接受新信息。這就是希塔狀態如此重要的原因，因爲它使潛意識恢復到成長和變化的頻率，並願意接受正面的改變。

當我們還是孩子時，會接受不斷變化的信念系統；但作爲成年人，如果不經過數小時的治療或催眠，就不會輕易進入潛意識，而信念工作就是進入潛意識的一種方式。然而，信念工作也讓我們往前邁出了一步：使我們能夠轉換信念，超越潛意識，而達到靈性和基因遺傳的領域。這在其他替代療法中是很容易被忽略的。

四個信念層面

我在希塔療癒中教導人們，我們正在創造自己的人生歷險，我們可以改變自己的信念，我們要做的就是到正確的地方改變它們。

我已經在《希塔療癒》一書裡解釋過四個「信念層面」，但在此仍需簡要回顧。

我們的四個信念層面，包括了：身體、情緒、思想，甚至是靈魂能量的擴展。這些信念系統延伸到過去、現在和未來，甚至延伸到告訴ＤＮＡ該做什麼的電磁能量。這些都是信念工作的基礎。

核心信念層面

「核心信念」是我們此生從小就被教導和接受的信念。這些信念已經成為我們的一部分。它們以能量的形式存在於大腦的前額葉。

遺傳層面

在這個層面上，信念是從祖先那裡繼承下來的，或者是被添加到我們此生的基因中。這些能量儲存在DNA周圍的形態生成場中，這些領域內的系統會告訴DNA機制該做些什麼。我們可以透過大腦松果體中的主細胞來探訪此信念層面。

歷史層面

此層面涉及我們前世今生的記憶、深層的遺傳記憶或集體意識經驗。這些記憶保存在我們的金色乙太能量場中。

靈魂層面

這就是我們所有的一切。在這裡，信念從我們的完整存在開始，從心輪開始，然後向外移動。

信念程序可以存在於一個或多個層面上，也可以同時存在於四個層面上。如果它只從某個層面上移除、而沒有從其他層面上拔除，那麼它只會在某層面上去替換信念。這就是爲什麼要從所有層面中拔除信念程序，而這也會在所有界上產生變化。

當我想要拔除程序時，我會上到七、要求造物主在所有四個信念層面上拉出那個程序，然後我見證了它被釋放，以及新的、來自神聖純潔的信念出現。

在《希塔療癒》裡，我教您如何從每個單獨的層面去釋放、然後從所有層面同時發布信念計劃。一旦進階療癒師熟悉了什麼是信念程序以及信念程序位於哪個層面之後，該過程就會變得更快。人腦的工作速度比我們想像的要快得多。當您熟悉信念工作時，信念程序將被發送給造物主，並以您的思維速度去進行替換。

＊＊＊

信念工作原則

以下是提醒您信念工作原則的簡短列表：

口頭許可

永遠記住，接受信念工作的人必須向療癒師提供口頭許可、而且是每個信念都要，以移除和替換信念。我們有自由意志去保留所選擇的任何信念系統。沒有我們的口頭許可，另一個人不能擅自改變我們的信念，這是行不通的。

接受程序和信念

釋放信念時要非常小心。有些信念是爲了我們好。

例如，當我還是個小女孩的時候，我記得我意識到，「這些人不能愛我。我要去愛他們。我要教他們如何愛我。」

理解這個信念讓我明白了爲什麼我是現在的我，爲什麼我做了我這輩子做過的事。經過反思，我意識到這並非是個糟糕的信念。我對自己說：「我認爲我會繼續保存該信念，這是『我知道如何去愛別人』的一部分。」

您的某些信念使您今天處於現在的狀態。要對自己溫柔。

沒有保留信念

我聽說有些療癒師一遍又一遍地更改了信念，而且並未「保留」新的信念。這是因爲他們還不知道那是什麼感覺。

例如，如果我進入某個人的空間、且造物主爲他提供了「我知道我被愛」的信念，如果他不知道「被愛」的感覺，這個信念就不會持續到第二天。這就是感覺工作的開始。因此，如果我上七說，「一切萬有的造物主，向這個人展示愛的感覺。」則我給予他的所有信念程序都將保留下來。當我這麼做的時候，我想像該種感覺就像瀑布一樣從各個層面傾瀉而下、直到流進對方身體的每個細胞。然後，身體會知道被愛的感覺。信念肯定可以通過這種方式來改變。然而，我們所說的、所想的和所做的（或選擇不做的）事情可以重新創造它們。我們需要正面的行動來改變我們的生活。

清理您的心智

首先要進行可以使您頭腦清醒的信念工作。如此一來，您可以找到最基本的信念，也就是您需要更改的信念。如果您生病了，問造物主，「我需要什麼信念來治癒這種病？」您可能會被告知需要釋放一個特定的信念系統，但您也需要清理您的心智。

與潛意識溝通

請記住，潛意識無法理解諸如「不要」、「不是」、「不能」和「不」之類的詞。在信念工作過程中，您應該告訴個案在挖掘時要避免這些詞語，例如，他們不應使用「我不愛自己」或「我不能愛自己」之類的陳述。

為了正確地測試某個項目，應該用「我愛我自己」來作聲明，個案會以是或否去進行能量測試反應。

雙重信念

如果您發現一個擁有雙重信念程序的人（例如，某個人相信自己有錢，但同時又認為自己是窮人），請保留正面的信念，而將負面的信念取而代之。使用一切萬有造物主的能量，以正面的信念取代。

拔除負面信念

您永遠無法下指令要所有負面信念離開身體，因為潛意識不知道哪個信念是負面或正面的。

死亡願望

信念工作挖掘上需要注意的重要程序是「死亡願望」。造物主告訴我，很多人都有死亡願望，但並非所有死亡願望都應隨意拔除和取代。例如，維京人的古老信念是：人們應該好死；如果您採用了這種遺傳程序，對方可能會開始覺得自己不想活了，因為對他們而言，死亡是生活的一部分。

從遺傳層面上來說，有些民族（例如日本人和美洲原住民）相信「光榮的死亡」，這是負面信念系統能幫助到人們的很好例子。

語言有力量

去傾聽您說的話！您所說的話在信念挖掘中非常強大。請記住，如果發現某個女人討厭男人，則不應使用「我釋放所有男人」來對她進行信念取代，否則她可能會離開配偶而永遠不會與另一個男人在一起。請仔細注意您的建議。

獨自挖掘或與療癒師一起挖掘

我們會對所執行的某些信念程序具有情感依戀。因此，當您從自己的程序中移除程序時，允許某人在此過程提供您幫助會很有意義。與經驗豐富的希塔療癒師合作是有幫助的，因爲療癒師可以指導您正確的替換程序，同時幫助您保持情感上的分離。但是，有些人對於獨自挖掘很自在。這完全取決於個人。

詢問造物主

當我教授信念挖掘時，經常有人問我：您用什麼來代替負面信念？我的回答向來是：問問造物主吧！替代信念應該始終是受到神性啓發的。

請記住，如果您讓小我脫離方程式，造物主將爲您提供任何幫助。

能量測試

對於希塔療癒師初學者來說，能量測試（測試一個人的潛意識，看看是否有某種特定信念）是至關重要的工具。經由能量測試，療癒師和個案能透過對刺激的反應看到信念程序的存在，一旦信念挖掘工作完成，它就被改變了，一個新的信念即已就位。（要了解能量測試的詳細步驟，請參考《希塔療癒》或應用運動學類的書籍。）

當您在一對一的信念工作中變得有經驗時，就不需要經由能量測試來知道某個信念已經被清除了。然而，您仍然可以進行能量測試，如此一來個案就可以看到自己的信念是什麼，以及自己已經改變了。能量測試還可以提醒您不要因變得自負而忘記尋找答案。

信念系統與情緒息息相關

人類的自然情緒與信念程序不同。記住，情緒是自然的。大多數時候，情緒能利益到我們，我們眞實的情感（憤怒、愛、悲傷、快樂和恐懼等等）實際上可以拯救我們的生命。所有的情緒對我們的幸福都是必要的，因此，我們不會試圖從某個人身上獲取所有的情感。

然而，如果任由憤怒和悲傷等情緒失控，它們也會對我們的身體產生負面影響。它們也可以在大腦中無休止地循環，祈求著被釋放。允許這些情緒拉回並替換掉它們，因爲它們已經成爲信念系統了。

身體的毒素和化學反應也能改變情緒。改變身體的DNA可以改變化學反應。

被拒絕、憎恨、後悔

我相信，情緒和思想形式會產生「情感分子」，從而成爲人體的物理本質。這些分子能以各種方式造成我們的損害，其中之一就是阻礙我們的直覺能力。我們無法利用全部通靈能力的原因，是因爲我們懷有太多的怨恨和憎恨，無論是我們創造的還是遺傳的。維持憎恨需要時間、空間和能量，大腦中的某些區域正被這種能量佔據。

我相信憎恨、後悔和被拒絕對我們有非常大的影響，並且與阻礙身體療癒的信念有直接關係。分析某個人是否有與憎恨、後悔和被拒絕相關的信念，可以改變療程個案的結果。重要的是要繼續追蹤。

永遠不要低估人類大腦的力量。潛意識知道人們可以利用憎恨來阻止更糟糕的事情發生。例如，當某個人憎恨他的父親，他可能是在拯救自己免於被拋棄或虐待。因此，在兩害相權取其輕的情況下，人們會選擇憎恨；然而，問題在於：頭腦會在不斷努力保護自己的同時，重播該信念並產生更多的不滿。拔除並取代「我憎恨我父親」這樣的程序，將在一定程度上緩解不滿。但是一旦教導了大腦的接受體去期望持續不斷的憎恨，那麼這個人就會找到其他人去憎恨，這將讓此信念保持不變。

再舉一個例子。過去我需要有人告訴我：「你做不到！」所以我也老是對這些人說：「我能做到，等著看！」好像我需要某人說些不可能的事情，只是爲了向他們證明我可以做到。看來我會把人們帶入我的生活，讓他們告訴我我做不到什麼，目的是：我會用他們的反應來帶給我實現的動力。一旦我清理了有關「被告知我做不到」的信念，我意識到生活中對這些人的需求已經改變。「改變信念」改變了我與周圍人的關係。

人們進入我們的生活，向我們顯示需要釋放和/或下載的信念程序和感覺。所以，如果您讓某個在某種程度上有虐待傾向的人進入您的生活，那就去找原因。您可能會用一個被濫用的情況作爲不前進的藉口。我曾聽到人們一遍又一遍地告訴我，是他們的丈夫或妻子阻止他們前進。這只是把另一個人當成藉口。釋放「我需要有人挑戰我」的信念將會改變這種關係，這樣的人將不再把信念投射到配偶身上，因此這些特質將不會在配偶身上顯現出來。

人際關係建立在對另一個人的情感和信念基礎上。有些關係能帶來好的情緒，另一些關係則會帶來嚴厲而殘酷的情緒。但不管是什麼原因，這些關係都會在某種程度上爲對方服務。

有些人一生都帶著「我愛的每個人都會傷害我」的信念。如果您有這個信念，您可能會把人們推開，他們可能會以您不希望的方式來回應您。

我發現自己有一個信念，就是不知道如何接受男人的愛。當我發現我有這個信念時，我意識到在我所有的人際關係中，我一直被愛著，但卻不知道如何去接受。我意識到，不管有多少人試圖愛您，如果您不知道如何允許自己接受，您就無法接受。

怨恨

我過去常被告知我無法做些什麼來激勵自己行動，但很多人用怨恨來激勵自己。有些人從他們的祖先那裡繼承怨恨，甚至不知道他們已經有了；另一些人則對地方、政府、伴侶、自己和沒有完成的事情心懷怨恨。

如果您對伴侶有怨恨，您應該問問自己，這樣的怨恨是如何幫到你的。

當怨恨被拔除並釋放時，神之光將填滿這個空間，靈性能力得以增強。

測試以下信念；如有需要，請下載以下感覺：

怨恨：信念

- 我喜歡我的怨恨。
- 我的怨恨保護著我。
- 沒有怨恨，人們就會利用我。

怨恨：感覺下載

- 我知道沒有怨恨地過生活是什麼感覺。
- 我知道如何不怨恨地過生活。
- 我知道如何不怨恨且安全的過日子。

擔憂

「擔憂」對身體很不利，會使血清素失衡，並可能導致胃病。如果您常常擔著心，則可能會患上腸躁綜合症。

大多數人們不知道如何無後顧之憂地生活。實際上，有些人開始覺得如果不擔心某些事情，自己就不會生活！但是如果您意識到您花了多少時間在擔心上，您就會明白您在擔心上浪費了多少精力。教導您自己如何無憂慮地生活——這種精力應該花在有建設性的努力上。

如果您在我建議您要無憂地生活時，開始緊張了起來，好比我要您不要去擔心付帳單之類的事情。這些事情與責任有關。我不是說您不應該負責。您可以負責任，但不要一直有多餘的擔憂。

有些人的生活需要一些壓力和戲劇性，才能過得更加精彩。這會變得容易沉迷於壓力和戲劇化。但是，當您下載「我知道如何在沒有壓力和戲劇化的情況下生活」的感覺時，將使您擺脫對這些能量的依賴。

挖掘工作

在一對一療癒中可以提高效率的方法是使用挖掘技術。如您所知，這找到了支撐許多其他信念的最底層信念。

我的學生向我提出的最普遍問題是：「您怎麼知道何時使用挖掘工作？」我的答案比您想像得要簡單。您會發現，您確實不必知道何時或如何進行挖掘工作。個案的潛意識將爲您完成所有工作。您只需要問一下「誰」、「什麼」、「在哪裡」、「爲什麼」和「如何」，個案的想法將爲您進行挖掘，像電腦一樣存取信息，並爲您解答每個問題。如果個案似乎陷入困境，這只是暫時的。改變您問的問題。如果還是沒有答案，那就問他們，「如果您知道答案，會是什麼？」通過一些練習，您將學會如何利用直覺來找答案。

關鍵是要聽對方在說什麼。反覆出現或引起強烈情緒的問題，通常與底層信念有關。仔細傾聽您的客戶，他們會給您很大的線索來解決他們的困境。

同樣地，在信念挖掘工作過程的任何時候，造物主可能會來到您身邊，給您正在尋找的最底層信念，所以要對神性的介入保持開放的心態。

這是此過程的簡要概述：

1. 問問對方，「如果生活中有什麼想改變的話，那會是什麼？」然後就對方所提出的問題再去提問，直到您觸及最核心的問題。當他們開始在口頭上爲自己辯護，下意識地扭來扭去或哭泣，試圖抓住這個信念時，您就會知道您已經接近關鍵信念了。在任何您認爲有必要的信念層面上來拔除、取消、化解和取代問題。用關鍵問句：「誰」、「什麼」、「在哪裡」、「爲什麼」和「如何」。
2. 避免將自己的信念或感覺放入調查過程中。
3. 當您在個案的空間時，確保您與第七界的造物主緊密連結。在某些情況下，他們會在問題/答案場景中循環、隱藏或讓您陷入循環。要有耐心和毅力。也許有必要問問造物主更深層的信念程式是什麼。

當對方睜開、閉上眼睛時，如果能量測試結果爲「是」，則您可以知道何時接近底層信念。

當您開始接近底層信念時，很容易將一些直接在它上面的信念解釋爲底層信念，這可能會令人困惑。觀察個案的肢體語言，仔細聽他們說什麼是很重要的。當您越來越接近信念的底層時，他們會變得越來越不舒服，因爲您正在觸發、釋放和化解創傷。

除了尋找底層信念，您也在尋找此人可能從底層信念中得到的正面好處。

您也應該找出他們的生活中發生了什麼，從而產生底層信念。

當您發現並釋放了最底層的信念，您的個案就會感到煥然一新。他們應該重新振作起來。如果他們從療癒中帶著疼痛，或者感覺不太好，那麼您還沒有完成信念的工作。要明白，一個人可能需要不止一次的信念工作才能找到最根本的問題。

挖掘過程是希塔療癒中最重要的事情。例如，有些學生在開始使用信念和感覺工作時，會開始下載所有可能的信念和感覺，認爲這將對他們有所幫助。從某種意義上說，他們是正確的，但達不到他們期望的程度。這只是在增加已經存在的感覺和信念，沒有做到的是找到底層的信念，也就是眞正需要拔除和取代的信念，以及眞正需要的所有特殊感覺。

許多希塔療癒師和導師已經列出了一份又一份他們想要下載給自己和他人之感覺的清單。有些人坐下來，爲成千上萬的信念而努力，卻忽視了挖掘工作。然而，隨意釋放信念而不去發現底層信念只會引起混亂。

疾病也是如此。有些人來找我，告訴我，他們已經竭盡所能地拔除一切與他們疾病有關的信念。他們說這對其他人都有用，但對自己卻沒用。事實很可能是，他們沒有清理與疾病相關的底層信念，不想花時間去尋找它們。他們所做的只是坐下來，拿著別人整理的一份可能與他們無關的信念清單。我們每個人都是特別的；我們的疾病和信念對我們來說是特別的。**儘管與某種特定疾病相關的信念可能有相似之處，但每個人都是不同的，我們不應該假設每個人的底**

層信念都是一樣的。這就是爲什麼我對疾病的信念系統有著廣泛的看法，我認爲最好還是要傾聽個案的意見。

然而，與疾病相關的信念可能是一個簡單的挑戰。一旦疾病消失，眞正的挑戰是幫助個案發展與造物主溝通的能力。

本質上，希塔療癒就是要教另一個人如何使用信念工作來療癒自己；也與改變自己的信念有關，以使自己與造物主的連結盡可能清晰；更是學習生活中所有疾病和問題都可以改變。通過簡單的決定和一點信念挖掘的工作，您和個案的人生可以永遠改變。

對信念的反應

記住，一旦您開始尋找關鍵信念，就必須在療癒結束前找到，否則個案可能會經歷一個療癒危機。在他們的信念工作完成之前，不要離開他們，密切觀察他們不適的跡象。如果他們感覺或行動不穩定，或感到任何痛苦或悲傷，那麼他們的問題沒有得到處理，信念的工作就應該繼續。

如果個案在療癒過程中經歷了無法解釋的身體疼痛，那麼您很有可能進入了深層的潛意識程序。這意味著您觸發了不同的信念系統，而他們的潛意識正在努力堅持。繼續釋放信念，直到疼痛消失。在得到對方允許之下，讓他們下載覺得安全的感覺。繼續這個過程，直到他們感到舒適、舉止平和爲止。

遺傳信念和核心信念

另一種研究信念的方法是詢問人們的核心信念，這些信念可能是從父母那裡接受的，或者是通過基因遺傳下來的。爲此，要對個案進行能量測試，看他們從父母那裡繼承了什麼信念。例如，他們的父親可能很專橫、控制欲很強，就可以進行「我像我父親一樣專橫、控制欲強」遺傳基因的能量測試。

從父母身上繼承遺傳信念，並不意味著您會在生活中自然而然地繼承它們。它們可能處於休眠狀態，直到受到正確的環境觸發才會顯現。但無論如何，這些信念可以通過探索您的父母和祖先的信念來清理，您會發現一旦它們離開了，您將更有可能在人生中取得成功。其中一些基因信念可能是「我工作越努力，情況就越好」或者「我很窮，但我爲此感到自豪」如果您來自一個沒有錢的家庭，不妨爲自己做個能量測試：

- 我很窮，但我爲此感到自豪。
- 我爲我得到的一切努力工作。
- 有錢是不對的。

看看您的父親和母親過去常說的，和這些在他們的生活中扮演的角色，並在相關的信念中測試您自己，例如：

- 我繼承了父親的好鬥性格。
- 我繼承了我父親過度的控制行爲。
- 我繼承了父親的控制欲。
- 我繼承了父親的需求，讓每個人都痛苦。

在它們於您的生活上演之前，應該先把它們清理掉！

誓言和承諾

我的希塔療癒講師們對我們的研究模式做出的貢獻之一，就是探索信念工作的各個方面。我的一些學生已經突破了極限，嘗試了信念工作的各個方面，他們要求把所有的誓言和承諾，從他們過去、現在和未來的生活中移除。回想起來，這並不一定是一件好事，因爲有些承諾和誓言可能是爲了某個人的利益，或者某個人可能會想要遵守它們。移除這些，類似於移除大部分人格並留下空白。因此，具體說明哪些誓言或承諾要被移除是很重要的。在移除承諾時，我一向是對它們下指令去完成，而不是武斷地移除我選擇改變的承諾。

過去，有位與我們有聯繫的醫生，建議我們對老師使用像是希波克拉底誓言❶的形式，以便向其他人下載他們對這種療法和他們職業的某種責任和責任感。因爲希塔療癒使人們能夠移除對自己無益的誓言和承諾，因此要求人們宣誓效忠於這種療法，但卻遭到了一些教師的反對，他們認爲這會在某種程度上限制了他們。因此，由於混亂和不安全的緣故，建議的誓言已從希塔療癒的標準中刪除。

關鍵是，我從未說過誓言或承諾**本身**是不好的，**只是其中一些誓言或承諾可能沒有爲我們服務**。有些是好的，例如婚姻的誓言。因此，您不應該把所有的誓言和誓約都從今生或前世拉回來，因爲有些信念是關於您是誰和您是什麼。持續去問造物主應該拔除什麼。

來自遺傳信念、前世和群體意識的信念

遺傳信念也會出現偏見，例如：「我對宗教、族裔不同的人，有知識的人和在智力上受到挑戰的人有所偏見和冒犯。」「希塔療癒世界關係」課程將教您如何對這些信念進行能量測試。

信念工作也可以通過挖掘不同時間和地點的主題來完成。如果在挖掘的過程中，您發現問題的根源把您帶到不同的時間和地點，問問您自己（或您的個案）您從這些經歷中學到了什麼。如果其中一個問題與虐待有關，例如，「因爲我很強壯，所以讓別人挑剔我是可以的」對它做個能量測試，看看是否來自前世的生活。

與前世一樣，信念也可以來自群體意識。這些信念已被一大部分人接受爲有效的，因此遍及了人類的集體意識。群體意識信念的例子之一就是：糖尿病無法治癒。

正面的信念會產生負面的結果

挖掘工作的重要之處在於發現問題是如何服務人的。疾病也是如此。如果您找不到某個人的疾病對他有益的原因，那麼這種疾病就不太可能消失。

疾病通常是由某種正面信念來控制的。例如，許多患有乳腺癌的女性在潛意識裡相信，這種疾病會讓她們的家庭更加親密。她們可能在潛意識裡相信，這將有助於與丈夫和孩子的關係，讓彼此在愛和安全中走到一起。這就是她們必須保持疾病的原因。

還有一些情況是，個案的受傷、不正常行爲和負面信念程序也在爲他們服務，儘管是以不合理的方式。

對個案進行能量測試，透過讓他們說「我的（疾病或挑戰）正在幫助我」，來發現他們是否隱藏了服務疾病或挑戰的信念。

❶希波克拉底誓詞（希臘語：Όρκος του Ιπποκράτη，英語：Hippocratic Oath），俗稱醫師誓詞，是西方醫生傳統上行醫前的誓言。希波克拉底乃古希臘醫者，被譽為西方「醫學之父」。在希波克拉底所立的這份誓詞中，列出了一些特定的倫理上的規範。

然後通過尋找最底層的信念，並與造物主連結，以確定它是如何發生的，以拔除並取代它。

負面的感覺會創造負面的結果

下載負面感覺的危險性

我經常被提醒，信念的力量是不可思議的強大。這方面的例子來自於我的更資深的老師們，他們根據多年來的個案和課程編寫信念書籍。由於他們是實用且謹慎的希塔療癒導師，因此他們足夠靈通，希望對其進行編輯並將其提供給我。在查看下載內容和信念時，我發現了差異。這些都屬於下載的形式，以負面的感覺來創造正面的結果，例如，某個人被建議下載抑鬱症的感覺。

我意識到，我們可能認爲造物主給我們「抑鬱」的角度來讓我們受益，教我們如何不感到沮喪，但我們得到的正是我們所要求的，如果我們要求知道抑鬱的感覺，那麼這就是我們將得到：抑鬱的絕對純粹本質。因此，如果潛意識要求一種負面的感覺，那就正是它將要接受和創造的。這是人和一切萬有造物主的本質。

這就是爲什麼我們應該避免下載負面情緒、而是使用積極情緒，來努力創造一個正面結果。例如，在此情況之下，「我知道如何活得不抑鬱」或「我知道不抑鬱的過日子是什麼感覺」會讓人感覺更好。

有些教師認爲，他們可以下載正面的感覺或想法，然後用正面的信念來應對。但可能需要一週、一個月甚至一年的時間，負面情緒才會消失。如果這就是您將要得到的，您爲什麼要知道造物主對抑鬱、貧窮或疾病的定義呢？

……以及一些正面的下載

同時，也有一些正面的下載可能會導致壓力。例如「我知道如何處理衝突」。此下載可能會帶來衝突，因爲這正是您所要的。

記住某種感覺、思想或話語所擁有的力量，它能顯化改變。這種改變通常是直截了當的。我們以最純粹的形式得到了我們所想要的。

另一個會帶來壓力的下載是要求完全獨立，同時要求某個靈魂伴侶來分享您的生活。這是兩個信念系統相互衝突的一個例子。

在您使用信念和感覺工作之前先想想。

7 挖掘會議

在《希塔療癒》裡已經提供了一些挖掘的範例，但是以下有一些範例說明了您需要進行多深入的挖掘才能清理一些議題。有些療癒師沒有找到底層信念和需要下載的感覺，此時最好繼續挖掘……。

坐在個案對面，您需要做的第一件事就是問他們想要療癒什麼。大多數人在與您坐下來之前就確切地知道他們要挖掘什麼。大多數的主題都與豐盛、健康或愛情有關。

獲得驚人結果的方法，是從個案希望得到的結果開始。以下是來自希塔療癒認證課程裡與學生的挖掘示範。

挖掘工作範例1：癌症

維安娜（對著全班說）：您對個案說的第一件事是：「您想療癒什麼？」

個案：我想變得更好。我厭倦了生病。我希望癌症消失。

維安娜：您為什麼生病？

個案：我不知道為什麼。我只想健康。

維安娜：但是，倘若您知道自己為什麼生病，那會是為什麼呢？

個案（變得煩躁）：我不知道！

在這一點上，療癒師應該意識到這個方向可能是盡頭了，並開始不同的提問過程。

維安娜：自從您生病以來，您身上發生的最好的事情是什麼？

個案：沒有什麼好事。我受苦了。

維安娜：倘若您生病帶來了好處，那會是什麼呢？

個案：好吧，我的家人現在相處得更好了。我的母親打電話給我，我可以和我的父親聊天。在此之前的十五年裡，我沒有和他說過話。我想您可以說我們的關係有所改善。自從我生病以來，這是最好的事情。

維安娜：如果您再次變得健康，您與父母的關係會繼續改善嗎？

個案：不，不，我敢肯定，一切都會回到過去。

維安娜：所以，真的，生病對您有益。

個案：不……好吧，至少在我與父母的關係方面。

維安娜：您是否想知道您仍然可以與家人保持關係而不會生病嗎？

個案：是的，我想！

在這裡，我幫個案下載這個信念：「與家人保持關係而不生病的感覺」。但是，這並不表示挖掘信念工作已經結束。由於疾病通常是由多個信念程序所造成的，因此我繼續向個案提出以下問題：

維安娜：如果您變得更好，最糟糕會發生什麼事？

個案：我必須回去工作，但我沒有工作。我的財務狀況一團糟，我無法照顧自己。現在我正在領津貼。

維安娜：您是否想知道還有其他方法可以解決此問題，並且是您意想不到的可能性嗎？

個案：是的，好的！

由於個案不知道如何創造新的機會，因此再次使用感覺工作。在個案的口頭允許下，我將「可能性的感覺」、「知道發現可能性」以及「可以重新工作的感覺」下載給他。這些是基本信念，但可能需要更多挖掘。

如前所述，在許多情況下，疾病和其他挑戰是由正面信念而非負面信念引起的。以下是正面信念帶來挑戰的例子：

挖掘工作範例2：尋找愛

維安娜：您今天想要療癒什麼？

個案：我想要療癒，因為我永遠找不到可以與我分享生活的人。我總是孤單一個人。我永遠找不到能互相陪伴的人。

維安娜：您為什麼總是孤單呢？

個案：我不知道。我無法了解。我是一個好人，我很好，我也不知道為什麼我孤單一個人。

維安娜：但是，倘若您確實知道自己為何孤單，那麼答案會是什麼？

此時，個案無法想出答案並聳聳肩膀。現在是換檔並更改挖掘方向的時候了。

維安娜：當您孤單一個人時，有什麼最好的事情發生呢？

個案：您的意思是，我孤單一個人時發生的最好事情嗎？

維安娜：我的意思是，獨自一人對您有什麼好處？

個案：好吧，我知道我喜歡有自己的時間，也知道自己想做些什麼。當處於戀愛關係時，常常必須做些伴侶想要做的事情。永遠都不會擁有自己的生活。另一半似乎掌控了自己的生活。

維安娜：這是您過去的戀愛經歷嗎？

個案：是的，這是我的經驗。在戀愛中，永遠不可能做自己。必須做出改變才能取悅對方。不能做自己。

維安娜：所以，真的，孤單生活比較安全，這樣您就可以做自己。這是真的嗎？

我會爲個案做「孤單一人比較安全；至少我可以做我自己」這個信念的能量測試。她測試的結果爲「是」，並開始哭泣。

個案：我害怕和任何人在一起。恐懼他們會試圖改變我。

維安娜：您是否想知道外面有人可以接受真實的您，您知道如何與他們在一起時做真實的自己，這樣您就不必去假裝了，好嗎？

個案：是的！

我與造物主建立連結，並在得到許可的情況下見證了這些感覺下載到個案身上：

- 我知道如何做自己。
- 我知道如何考慮別人的感受。
- 我了解如何分享自己的感受。
- 我了解如何分享我的人生。
- 我了解分享親密的感覺是什麼。
- 我知道親密和善良的感覺是什麼。
- 我知道如何允許某人進入到我的生活。

之後，個案開始哭泣。要知道這是一項古老的童年信念，我現在可以以兩種方式繼續。第一種方法是詢問個案：

維安娜：您什麼時候開始對人際關係有這種感覺？

個案：當我父親離開我的時候。

維安娜：您父親為什麼離開您？

個案：我不知道。每個愛我的人都會離開我。

這也是一個底層信念。我現在必須教導個案，「愛一個人而不會被拋棄」是有可能的。根據情況，我也可能會教她如何寬恕並了解更大的前景。這些都是在此情況下可以使用的下載。

維安娜：您父親離開您的經歷有什麼正面的意義？

個案：我學會了永遠不要去信任男人，自己做事最可靠。

此時，幫個案下載「我知道如何與某人分享我的人生」和「信任一個男人是有可能的」。她感到既振奮又快樂，療程完成了。

挖掘工作範例3：愛、豐盛和母親的議題

在開始挖掘工作之前，您眞的必須知道個案在挖掘過程中想要獲得什麼樣的結果。我做的方式是讓他們安靜地坐著，上去連結一切萬有的造物主，並確切地想像他們一生中想要的東

西。我讓他們全然地想像他們在人生的各個方面想要什麼，就好像他們眞實地在實現自己的夢想一樣。我讓他們觀想他們確實在當下是如此豐盛，他們已經擁有了內心的渴望。在某些個案中，會想要物質的東西，例如汽車、美麗的房屋和大量的金錢。在此情況下，我們正在與一位年約三十五歲的男人進行挖掘。

維安娜：如果您能擁有想要的一切，那會是什麼？

男人：我要三間房子、一間在海邊，有很多車，還有很多錢。

維安娜：如果擁有這一切，會發生什麼最糟糕的事情？

這是找到底層信念方向的負面問題。您在大多數人之中得到的反應將是恐懼和恐慌，而在恐懼和恐慌之後，人們會垂頭喪氣。這個男人與其他人沒什麼不同。

男人：如果這一切真的是我的，我會很孤獨。沒有人可以一起分享。擁有一切、但是沒有人可以共享，是很荒謬的，但是事實就是會這樣。我會孤單一個人。

維安娜：您為什麼會孤單一個人？

男人：我不知道如何與女人相處。

維安娜：您為什麼不能和女人相處？

男人：她們不了解我，我當然也不了解她們。最好在我嘗試之前就放棄。

維安娜：您為什麼這麼說？

男人：因為一旦她們認識我，她們就把我撕成碎片，揶揄我。

維安娜：從什麼時候開始的？

男人：從我小的時候開始。我媽媽常常對我這樣做。

在這一點上，我需要小心，避免陷入與該男人母親特別相關的信念程序中，例如「我的母親折磨我」，因爲這些都不是最底層的信念。

維安娜：您媽媽對您做了什麼？

男人：我會做一些我認為很棒的事情，然後我會向她展示我的所作所為。她會覺得那根本沒什麼，而要我走開。從那時起，我知道我永遠不會去取悅女人。那我為什麼要嘗試？

維安娜：您從中學到了什麼？

男人：我得知即使去嘗試也會很荒謬。

維安娜：這是您媽媽教給您的嗎？

男人：我媽媽教我不要相信任何人。

維安娜：那麼，如果您不信任任何人，對您有什麼好處呢？

男人：嗯，它使我免於受傷。只要我不用信任某人，他就不會傷害我。這就是我從母親那裡學到的東西。我想我應該為此感謝她。

現在我們發現了最底層的信念：「如果我不信任某人，他就不會傷害我」。我要做的第一件事是教導這個人：可以信任誰的感覺是什麼、何時信任、是有可能去信任以及如何在不受到傷害的情況下信任。取代感覺的信念可能是「我知道如何讓某人愛我，以及如何回報他們而不被背叛或背叛他人」。

＊＊＊

對於療癒師來說，堅持挖掘過程直到達到最終結果，是非常重要的。但在達到底層信念之前，很容易受到干擾。

不過，信念挖掘不必花上幾個小時。在此情況之下，我們很快找到了底層的信念。實際上是以某種層面讓此人受益。如果他不讓任何人進入生活，他就不必信任；如果他不必信任，就不會受傷。他深層的潛意識相信，如果他顯化出他想要的一切，他最終將會孤單——這就是為什麼他不願意顯化出頭腦意識所想要的一切的原因。這就是阻止他的原因。一旦解決了這個問題，並教會他如何與伴侶分享人生，他的顯化能力就會快速的增加。

我發現在大多數情況下，人們無法顯化自己想要的，是因爲不知道自己想要什麼。而生病的人十之八九無法康復的原因，是因爲他們從未計劃過會恢復健康。大多數人的腦子裡只有一個目標，就是要熬過這一天！當某人病重時，更是如此。

θ 激勵人們在健康的生活中朝著正確的方向前進，這會使他們康復不了的問題浮現出來。

一旦發現了這些議題，療癒師便可以進行挖掘。讓我們舉一個想要爲自己人生帶來豐盛的例子：

挖掘範例4：與母親有關的豐盛議題

維安娜：如果您能擁有想要的一切，那會是什麼？

個案：我的夢想是擁有三棟房屋，一棟在加州，另兩棟在紐約和巴黎。每棟房屋都布置得很豪華，而且所在的位置也很美好。我希望能夠環遊世界到異國他鄉，而且我要強壯和健康。

維安娜：既然您擁有的這麼豐盛，您現在感覺如何？現在這一切都將進到您的人生中，您感覺如何？

突然間，個案看起來很緊張。

個案：我不喜歡擁有這一切的感覺。

維安娜：您為什麼不喜歡擁有這一切的感覺？

個案：因為每個人都會生我的氣。

維安娜：為什麼每個人都會生您的氣？

個案：因為我所擁有的東西比我生命中其他人更多。

維安娜：您因此而有什麼感覺？您會發生什麼事呢？

個案：我會在這些大房子裡獨自一人，不會有人愛我。

維安娜：您想知道有人在那兒陪著您的感覺是如何嗎？

個案：不可能。我不討人喜歡，沒有人願意與我分享。

這些是使此人無法實現目標的主要議題。經過許可，下載「我是惹人喜愛的」和「與他人共享夢想是有可能的」的感覺。

現在，個案比以前更加緊張。

維安娜：怎麼了？

個案：如果我和某人在一起，他們會發現真實的我！如果他們發現真實的我，他們會不想和我在一起！

維安娜：好吧，真實的您是誰？

個案：我不知道。但是如果他們看到真實的我，他們就不會喜歡我。

維安娜：誰告訴您的？第一次您是從哪兒聽到的？

個案：我不確定，但我想是我媽媽。她告訴我，永遠不會有人愛我，因為我什麼都不是。

最後的陳述是底層的信念。這些信念將被拔除、取消、化解，送到一切萬有造物主的光，並用正確的信念取代。

我還會詢問個案是否希望下載「我很惹人喜愛」、「我可以受到尊重」和「有個人將成為我的伴侶」。如果他們沒有收到這些下載，那麼他們不可思議聰明的大腦將不會在潛意識層面上發生變化（即創造他們眞正想要的人生）。如果潛意識層面發生變化，個案可以顯化出自己想要的東西。

＊＊＊

心智是很驚人的。我們實際上創造了潛意識所相信的實像。如果我們說自己**沒有錢**，而且我們幾乎**沒有賺到錢**，那麼潛意識就會將此當成命令或需求，並創造潛意識認爲我們想要的東西。當你在挖掘底層信念時，這些是在信念挖掘中首先要尋找的。

重要的是要讓個案知道，不僅**有可能**被愛和變得健康，而且這些都是**可以得到的**。確保個案接受這些下載與目標下載有關，例如：「我可以實現目標」、「我知道如何設定目標」和「我知道如何計劃」（請參閱第二十五章）。這些下載本身將對某個人的人生產生重大影響。

挖掘範例5：埃及女神

造物主告訴我，要在蒙大拿州黃石市的講師認證課程中，請一個特定的人當示範。她是位身穿白色洋裝的高個子非洲裔美國婦女，她看起來和她的動作就像是埃及女神。我默默對自己說：「造物主，您犯了一個錯誤。這個女人很完美。顯然，您需要給我一個有更多麻煩的人來療癒。」但是造物主堅持要我帶她到教室中間，一起作爲班上的示範。

維安娜：您想要療癒什麼？

女人：我對成為療癒師感到恐懼。我認為這來自於前世。

您應該知道，這種陳述可能是受到性虐待或任何形式虐待的結果。人們會假裝這個問題來自於前世，是因爲他們不想在今生處理它。這個問題的確有可能來自於前世，但如果他們這麼說時，問題更可能是因爲這一世。

維安娜：您為什麼恐懼成為療癒師？

女人：因為我可能會死掉。

此時，我聽到造物主對我說：「問她，爲什麼在小時候不得不躲起來。」

維安娜：您為什麼小時候要躲起來？

女人：我不得不躲起來，偷食物給我的兄弟姐妹。

說完之後，她將自己的故事傾瀉而出。她的母親去世了，留下她和另外三個小孩，其中一位是兩歲的女孩。她的父親把他們帶到某位姨媽和叔叔那裡，大人們沒有按時餵養他們。他們都營養不良，尤其是最小的女孩。當父親再婚時，接走了他們，但發生了同樣的事情——繼母沒有按時餵養孩子，尤其是那個小女孩。家人們會在她面前吃東西，她被迫坐下來看著大家吃。那個女人（個案）告訴我，她曾因爲偷偷摸摸地溜出來、試圖從櫥櫃裡拿出食物來餵飽其他兄弟姐妹而被毆打。從那時起，她就一直覺得自己必須躲起來。

有一天，兩歲的小女孩沒有起床，因爲她餓死了。繼母在房間裡踢著她、試圖去喚醒她。然後，那位繼母把小女孩放在我個案的懷裡，開車去了醫院。一到醫院，醫護人員立即發現女孩已經餓死了，而其他孩子營養不良。醫護人員把孩子們全部從父母那裡帶走，並把他們放在寄養家庭。

我被告知要告訴那個女人，她的妹妹已經獻出了生命，以便她和另外兩個孩子可以活下去。我告訴她，我們將清理過去的傷痛。

當她第一次坐在我面前時，我沒有想過她曾經歷這些虐待，我看不出來，因爲她是如此自信。在評判人們之前，您應該知道，有些最糟糕的虐待案例是發生在看起來很正常的人身上。受虐待的人是最好的僞裝者，他們通常是隱藏創痛的人，一向微笑和大笑。但那是假笑。他們看起來在當場，但實際上並不在那裡。您可以從他們的眼中以及背後的故事看到受虐的事實。

然而，他們會很自在地微笑，因爲他們不想讓妳知道內在的創痛。他們經常出現腸胃問題。

對於虐待議題，您必須持續下去，並確定該人知道自己是被愛的。

教這個女人有安全感的感覺，並清理她能成爲療癒師的議題，但更多的挖掘是必要的。

挖掘範例6：父親的議題

維安娜：您希望這次療癒的結果會是什麼？您想要用您的人生做些什麼？如果您想更改任何內容，那會是什麼？

年輕女子：我想克服自己永遠都不夠好的感覺。

維安娜：誰教您這種感覺？

年輕女子：是我父親。我恨他，因為他教我時我只有七歲。

維安娜：那是什麼意思？

年輕女子：這代表著，如果用一到十來衡量，我只是比平均值來得好一些，我從來都不夠好。我只有七，而且我永遠不會達到十。

維安娜：當他告訴您這些話時，您相信他嗎？

年輕女子：是的，我相信他。我不知道我為什麼相信他。我現在非常憎恨他。

維安娜：您為什麼憎恨他？

年輕女子：因為他讓我覺得自己糟透了。

維安娜：他是怎麼做到的？

年輕女子：他只是說那樣的話。

維安娜：這對您的人生有何幫助？它如何為您效勞？

年輕女子：我學習到我永遠做不到、做得不夠或不夠好，所以我最好還是退而求其次。

維安娜：您一輩子都在退而求其次嗎？

年輕女子：是的，我是。我的人生一直都在退而求其次。

維安娜：這聽起來像是藉口，如此一來您就不必全力以赴去獲得人生所能提供給你的最好的東西。

年輕女子：我想是的。我想我可以為此感謝我父親。只要我認為自己做不到，我就不必嘗試。

維安娜：如果嘗試的話會發生什麼事？

年輕女子：我會失敗。

維安娜：如果失敗了會發生什麼？

年輕的女人：我必須要退而求其次。

維安娜：如果成功了會發生什麼？

年輕女子：我不知道如果我成功了會怎樣。我不知道。我想失敗和知道發生了什麼，總比成功和不知道結果要好。

維安娜：所以您真的很恐懼成功。

年輕女子：我想是的。我從來沒有那樣想過。我想只要我憎恨父親，我就不必成功。

維安娜：因此，憎恨父親比發現未知要容易嗎？

年輕女子：我覺得是。

維安娜：您想知道生活中不必恐懼未知的感覺嗎？您想知道如何且有可能往下一步前進的感覺嗎？

年輕女子：是的！是的，我要。

透過下載這些感覺，可以清除「我只有七」的信念程序。現在我們使用能量測試。在個案將手指緊握在一起時，我要她說：「我只有七。」果然，這個信念已被清除。

然後，我對「我憎恨父親」的信念進行能量測試，也已清除。憎恨父親比獲得成功要來得安全的認知，讓她的「大腦思維」得以前進。感覺的下載能幫助她順利度過過渡期。

這是最好的挖掘工作。透過這項工作，您不僅會發現最負面和傷痛的信念，而且還會發現它將如何爲個案帶來好處。

如果您沒有繼續進入最底層的信念，那麼您只會清理一部分的議題。我敢肯定，有很多人離開了信念挖掘的療程後，只是解決了一部份的議題。不過，部分清理總比完全不清理要好。在某種程度上，這些人會有所進步，但是沒有什麼比找到最底層的信念要來得更省心的了。

挖掘範例7：療癒

維安娜：您希望從這次療程中獲得什麼結果？

宮崎裕之（Hiro Miyazaki）：我想顯化出一種很棒的療癒事業，讓人們一直來找我療癒，有很多錢，很多時間和一個幸福的家庭。

維安娜：好吧，想像一下這一切都是您的。想像一下，人們從四面八方來找您，要得到治癒。這會讓您感覺如何？

Hiro：很好！這會讓我感覺很好。

維安娜：您能應付這數百位來找您療癒的個案嗎？

Hiro：當然。我知道如何設定我的界限。

維安娜：我想讓您想像您正在經歷這種情況。感覺怎麼樣？

Hiro：好吧……，我覺得我最終會失敗，我會搞砸這樣的療癒工作。

這是一個早期跡象，表明有一個底層信念會阻礙此人成爲成功的療癒師。

維安娜：如果搞砸了會發生什麼事？

Hiro：哦，他們會把我拋棄。他們會讓我陷入一個洞。

維安娜：一個洞？

Hiro：是的，一個黑洞，他們會忘記我的。

維安娜：您在這個洞裡會發生什麼事？

Hiro：我什麼都沒發生。是他們已經忘記了我。

維安娜：他們會忘記您多久？

Hiro：我不知道。也許永遠，因為我搞砸了。我傷害了某人，他們因我的療癒而生病。

因此，我被推開了。

維安娜：您會被原諒嗎？

Hiro：不，我永遠不會被原諒。

維安娜：那會發生什麼事？

Hiro：我受不了寂寞。我會找一個尖銳的物體，然後自殺。

維安娜：您現在擺脱這種經歷了嗎？您有回到光嗎？您發生了什麼？

Hiro：我在黑暗中，我恐懼出來。恐懼會再次失敗。

維安娜：您在黑暗中多久了？

Hiro：我不確定。我想到五千年。

維安娜：那您發生了什麼事？

Hiro：我走向光明。我會再有一次機會。

維安娜：那麼，有關您療癒工作的最終恐懼是什麼？

Hiro：我會失敗。那將是我的錯，我將被推開。我將獨自一人，被拋棄、被遺忘。

維安娜（對著全班說）：這些是底層的信念。Hiro之所以無法實現自己的真實生活抱負，是因為他恐懼獲得抱負。因此，如果您拔除並釋放「我恐懼孤單一個人」和「我會被遺忘」的程序，則應將它們取代為「我知道自己被記住的感覺」、「我知道如何生活並且有人跟我在一起」、「我知道如何原諒自己」、「我知道造物主是療癒師」和「成為療癒師是安全的」。

維安娜（對 Hiro 說）：我能否有您的允許去釋放這些信念，並照我剛剛建議的信念來進行取代呢？

Hiro：是的。非常感謝您！

Hiro離開了這次挖掘療程後，散發出滿滿的光，並充滿喜樂。

挖掘範例8：直覺力和靈通能力

維安娜：我能否有您的允許來進入到您的空間？

女人：是的，您可以。

維安娜：您幾歲？

女人：五十三歲。

維安娜：您有任何疑問嗎？

女人：我想知道如何打開直覺力並變得更有直覺力。

維安娜（**對著全班說**）：好，那就是我們要開始的地方。不要從「您認為對方需要什麼」開始，要從「對方認為自己需要什麼」開始。個案的要求永遠要擺在第一位。

維安娜（**對女人說**）：跟著我說，「我知道如何打開並變得更有直覺力」。

女人：我知道如何打開並變得更有直覺力。我知道我有直覺力。我知道我可以控制自己的直覺力。

維安娜（**對著全班說**）：好吧，她對這些信念的能量測試都是否定的。她想打開，但她認為自己無法控制。

維安娜（對女人說）：您為什麼不能打開直覺力呢？

女人：因為我害怕。

維安娜：您為什麼害怕？

女人：我恐懼我會發生些什麼。恐懼我會改變得太多，甚至不知道自己是誰。害怕隨著時間的流逝，這種情況會逐漸發生，而且我不會知道這種情況正在發生。

維安娜：如果您改變很多，以至於不知道自己是誰，那會發生什麼事？

女人：我會失去我自己。

維安娜：這對您意味著什麼？請跟著我說，「我恐懼失去我自己」。

女人：我恐懼失去我自己。

她能量測試爲「是」。

維安娜：您為什麼迷失了？

女人：我恐懼我將會找到我自己。

維安娜：如果找到您自己會發生什麼事？

女人：我恐懼如果我找到自己，我會找到我人生的使命，我恐懼我會在今生的使命中失敗。如果這讓我做了一些我不想做的事情的話，會怎麼樣呢？

維安娜：請跟著我說，「我恐懼我的人生使命」。

女人：我恐懼我的人生使命。

她能量測試爲「是」。

維安娜：如果您開始您的人生使命，最糟會發生什麼事情？

女人：我恐懼那將會損害我的聲譽。我恐懼我會失敗。

維安娜（對著全班說）：是我把那些話放到她的嘴裡嗎？不，我上七去問神。造物主說：「她恐懼自己將會失敗。」這可能是最底層的信念。如果我開始拔除她一路以來的所有其他信念，那麼這次療程將花費很長時間，而且根本無法到達底層信念。因此，讓我們開始吧。您會注意到當我在幫她療癒時，我會觸摸著她的手。這是為了讓她感到自在，並為她保持一個空間。

維安娜（對女人說）：如果您每天都有恐懼，那會是什麼？

女人：我恐懼的是我努力療癒並試圖治癒的人們。

維安娜：您擔心自己會失敗嗎？

女人：是的，我恐懼會讓我正在療癒的人們失望。恐懼我會辜負神。恐懼我會讓自己失敗。

維安娜（對著全班說）：如果在她的能量測試之中，「療癒別人都是失敗」拿到是的答案，而「辜負神」則是否定的，這說明什麼呢？這告訴了我，她恐懼讓正在療癒的人們失望。我們可能引導出來的是一些神的議題，但她實際上是恐懼自己會傷害人。

女人：我恐懼會殺死他們。恐懼會傷害他們。恐懼我會讓他們失敗。

維安娜（對著全班說）：她絕對很在意這些！

維安娜（對女人說）：如果您讓這些人都失敗了，最糟糕會發生什麼事？

女人：那將會是毀滅性的。

維安娜：為什麼？

女人：我會讓他們失望。

維安娜：如果讓他們失望，會發生什麼事呢？

女人：我不知道。我會被殺死的。

維安娜（對著全班說）：好吧，她恐懼死亡嗎？還是她最大的恐懼是去傷害別人？有可能這麼簡單嗎？

維安娜（對女人說）：那麼，我們應該教導您可以去療癒而不會傷害人，您會知道自己正在做什麼。讓我們教導您知道該怎麼做以及如何幫助人們。如何與神連結並知道在療癒時該怎麼做。知道如何生活而不用恐懼著使那些人失望，並且知道這是有可能的。知道讓您療癒的每個人都能接收到這些療癒。您要接受這些能量嗎？

女人：是的。

維安娜（對女人說）：自從神開始療癒以來，神會讓那些人失望嗎？說，「我恐懼神會讓那些人失望」。

女人：我恐懼神會讓我失望。

她能量測試爲「是」。

維安娜：為什麼？

女人：我不配。

維安娜：您說您不配去問神這些事情。是什麼讓您有這種感覺？如果神有一天不聽您說話了怎麼辦？

女人：什麼都不會發生。

維安娜（對女人說）：相信「神會療癒這些人」，對您來說是重要的一大步。您想知道如何往下一步嗎？您會接受這些下載嗎？

- 有人生病時，我知道該如何做。
- 我知道如何幫助別人。
- 我知道如何成為療癒師。

您想知道如何生活而不必恐懼神會讓您失望、不必恐懼您會讓那些人失望嗎？您接受這些能量嗎？

女人：是的。

維安娜：好。您現在感覺怎麼樣？

女人：好多了！

維安娜（對著全班說）：看吧，她不知道如何往下一步也不知道如何療癒另外一個人。她不知道如何完全信任造物主。

維安娜（對女人說）：您想知道如何往下一步嗎？我能否有您的允許去下載「您知道如何前往下一步」、「知道如何前往是有可能的」，以及「您應得的」。您接受這些能量嗎？

女人：是的。

維安娜：您現在的感覺如何？

女人：我感覺有輕微的變化。

維安娜：您想要有更大的改變嗎？您想知道如何在對某人進行療癒時而不會感受到自己的焦慮嗎？您想知道如何對自己有耐心嗎？您允許讓您的心智、身體和靈性毫無費力地去學習嗎？讓我們教導您何時知道自己已經完成自己的療癒以及什麼時候身體是疲倦。什麼時候該休息，什麼時候該尊重妳的身體想要表達的，何時去尊重您來這裡要做的任務是什麼。您願意接受這些能量嗎？

女人：是的。

維安娜（對著全班說）：她完成了，她的底層信念是她真的很害怕去傷害別人。我們沒有比這更深入了。她真的是很自然地會關心別人。現在她將更加自信。

維安娜（對女人的結論）：我能否有您的允許來教導您如何聆聽自己的內心和造物主、知道何時做出決定以及如何做出決定，以及知道如何告訴個案而又不傷害他們？

女人：是的。

傾聽是挖掘中最重要的事情。療癒師常常會試圖將自己所相信的信念告訴別人。傾聽個案和造物主的聲音是一門藝術，是一門需要練習的藝術，原因是，您必須用頭腦理解從造物主那裡獲得的所有訊息，而且，您必須確保從造物主那裡收到的信息與您發送給個案的信息都是完全相同的。

挖掘範例9：弱者佔優勢

維安娜（對著全班說）：在我開始解讀之前，問個案的其中第一個問題會與他們可能正在服用的任何藥物和草藥有關，如此一來我才不會對解讀中會接觸到的化合物本質感到困惑。任何藥物或藥草都會改變人的振動，而且與身體相互作用的方式可能會掩蓋人們的疾病或病症。一旦您體驗了藥物和草藥在體內的感覺，就很容易在解讀時去識別到它們是什麼。但是為了節省寶貴的時間，我會在進入個案身體之前，詢問個案服用了什麼。

維安娜（對女人說）：您有在服用藥物還是草藥嗎？您今天早上有服用鎂或任何維生素嗎？

女人：沒有。

維安娜：當我進入身體時，我要做的下一件事就是對造物主說：「造物主，展示給我看！」所以我看到這個女人因為寄生蟲而磨牙。她的結腸中有寄生蟲。我看到她正在戀愛中。如果您通過人們的心輪能量，就會發現他們是否在戀愛。我看到她的脊椎是失衡的。您想讓造物主讓您挺直背嗎？

女人：是的，請！

維安娜：您在人生中遇到了巨大的挑戰，我可以看到您已經為喜悅做好了準備。您的膝蓋無力，您一生都恐懼著繼續前進，應該知道這會沒事的。在過去，您被重金屬所淹沒，但現在，您所使用的鎂一點一點地將重金屬從系統中排掉。你一邊耳朵的聽力比另一邊好，一直是這樣嗎？

女人：這是某次事故造成的輕微聽力受損。

維安娜：如果聽到「寄生蟲」，您會想到什麼？

女人：我的父親。

維安娜：您母親還活著嗎？

女人：沒有，她不在了。我是被領養的。

維安娜：告訴我有關您的養父。

女人：我的養父母都是寄生蟲。

維安娜：為什麼要讓他們那樣做？

女人：我不知道該如何改變。

維安娜：您能不能讓我教導您如何在人生中說「不」，以及對他們說「不」？

女人：是的，我接受這些下載。

維安娜：現在您可以對他們說「不」，您將會發生什麼事呢？您想到的第一件事是什麼？

女人：我認為他們很虛弱。

維安娜：我知道。您覺得您必須幫助他們，是因為他們比您弱嗎？請說：「我必須允許弱者來佔我便宜。」

女人：我必須允許弱者來佔我便宜。

她能量測試爲「是」。

維安娜：請說：「我必須讓強壯的人來佔我便宜。」

女人：我必須讓強壯的人來佔我便宜。

她能量測試爲「否」。

維安娜：只有較弱的人才能佔您便宜，為什麼？

女人：我必須幫助他們。

維安娜：即使他們在某種程度上傷害了您，您是否還是必須要幫助比您弱的人？您不能說「不」，就因為他們比您弱。因此，您讓他們一直佔您便宜，而沒有教導他們如何變得更強壯。如果您不幫助他們，最糟糕會發生什麼事？您會感到有罪惡感嗎？

女人：我會覺得很糟，我會失去自尊。

維安娜：跟著我重複說：「我有自尊。」

女人的能量測試結果爲「是」。

維安娜：您為什麼低估自己？

女人：我認為我不值得這一生。我不應該存在。

維安娜：請跟著我重複說：「我存在。」

女人的能量測試結果爲「否」。

維安娜：您想要有造物主對存在的定義嗎？

女人：是的。

維安娜：您的養父母會破壞您的存在感嗎？是誰讓您有這種感覺？

女人：我不知道。

維安娜：您是否喜歡這樣的感覺：在世界上擁有自己的位置、有價值且是發光發亮的？您願意允許我教導您如何愛父母而不至於筋疲力盡，以及如何去接受愛嗎？

女人：好的。

維安娜：現在您可以愛您的養父母而不會感到筋疲力盡了。您現在感覺怎麼樣？有比較好嗎？您的身體哪裡還疼痛呢？

女人：我胃疼。

維安娜：您還會感到其他的痛苦嗎？

女人：太陽輪隱隱作痛。

維安娜：您也感到寂寞嗎？

女人：是的。

維安娜：胃部疾病常與羞恥、困擾和罪惡感有關。您想要自信地生活而不受虐待，並且在生活中說「不」嗎？

女人：是的。

維安娜：您現在的感覺如何？

女人：疼痛已經從我的胃裡消失了，但是它轉移了。

維安娜：它移動到哪裡了？

女人：我的腿和手臂……。

維安娜（對著全班說）：當您發現問題並消除它們時，它們會移動到身體的其他位置。當您釋放某些東西時，您必須問身體的另一部分是否感到疼痛。您可以問造物主疼痛的部位在哪裡，也可以問您的個案。

女人：我的骨頭現在很疼。

維安娜：這很重要。身體不同部位的疼痛，意味著已經刺激了附著在該部位的情緒。也許您覺得自己受到侵犯，並且想知道為什麼沒人保護您。您曾經受到任何人的保護嗎？

女人：只有我自己。

維安娜：您能不能讓我教導您：知道被保護的感覺、如何保護自己以及如何讓別人保護您？

女人：好的。

維安娜（對著全班說）：這些不是我要釋放和取代的信念，而是在教導她感覺以及知道這來自於一切萬有的造物主。

維安娜（對女人說）：您現在感覺如何？痛苦還在嗎？

女人：是的。

維安娜：為什麼還在疼？

女人：因為其他的人傷害我。

維安娜：請重複我說的：「我讓弱者傷害了我。」（她的能量測試結果是「是」）我可以教導您不必讓弱者傷害您以及解決這些情況的正確方法嗎？

女人：好的。現在的痛苦越來越嚴重了。

維安娜：當您年輕時，神在您人生的何處？

女人：神背叛了我。

維安娜：請重複我說的：「神背叛了我。」（她的能量測試是「是」）我可以繼續挖掘，但我知道問題出在骨頭上。您確信神背叛了您，因此神不存在。您的身體有矛盾。我可以教導您如何對神抱有期望並知道人們會理解您嗎？

女人：好的。

維安娜：您的信念是「我允許我愛的人傷害我」，我可以釋放這個嗎？我是否可以教導您沒有痛苦的愛、您有能力愛，並且知道神的正確定義？

女人：是的。現在我的右臂部疼痛。

維安娜（對著全班說）：不久前，疼痛就在左側。這可能意味著她年紀小的時候就受到了虐待，或者可能有人告訴她她很醜或很壞之類的。

維安娜（對女人說）：觸摸右臀部。您感覺怎麼樣？

女人：我覺得很噁心、快吐了。

維安娜：不要吐，快結束了。您想知道自己安全嗎？

女人：想。

維安娜：摸摸您的肚子。您感覺怎麼樣？

女人：我想消失。

維安娜：我能否有您的允許來教導：您如何每天生活而不感到被遺棄、知道可以安全地在地球上生活、以及知道如何生活而又不想消失？我能否有您的允許去療癒您，當您還是母親子宮中的胎兒時嗎？

女人：是的，您可以。

維安娜：您現在的感覺如何？

女人：我的後背疼痛。

維安娜：您對真正的父母了解多少？

女人：我什麼都不知道。

維安娜：我能否能有您的允許來教導您，感受來自子宮內、被您真正的母親和父親所愛的感覺是什麼嗎？

女人：可以。

維安娜：您現在的感覺如何？

女人：我的背部仍然疼痛。我感到很鎮定，但膝蓋和雙腿仍然有問題。

維安娜（**對著全班說**）：在情感上她很安靜，但她的身體仍在疼痛，這稱為分離狀態。她學會了在情緒變得過高時將情緒關閉。療癒師通常能夠解除連結。

維安娜（**對女人說**）：我能否教您情緒是安全的嗎？

女人：可以。

維安娜（**對女人說**）：您現在感覺如何？

女人：我的腿受傷了。

維安娜：能量已經轉移到腿部，這是身體的支撐。如果僅僅因為自己是誰而被愛，那會發生什麼最糟糕的事情呢？

女人：我不知道。這是我所不知道的。

維安娜：請跟著我說：「我知道因為我是誰而被愛的感覺。」

女人的能量測試結果爲「否」。

維安娜（對著全班說）：我教導她如何接受父母的愛，但她的身體無法融合這些感覺。對她而言，承受痛苦比對愛開放更容易，因為她更了解痛苦。她需要鎂和鈣。如果您無法接受愛，那麼您將無法接受鎂和鈣。我能否有您的允許去教您如何僅僅因為您是誰而被愛？

女人：可以的。

維安娜：現在感覺如何？

女人：在臀部和股骨之間的接合處很痛。

維安娜：請跟著我說：「我知道如何生活而沒有痛苦。」（她的能量測試結果為「否」）我是否可以教您這種感覺？

女人：好的。

維安娜：現在呢？

女人：開始慢慢消退。現在完全不見了。

維安娜：她的身體看起來很清爽，而且她也更輕盈了。

挖掘範例10：豐盛

維安娜：您想療癒什麼？

女人：豐盛。希塔療癒幫助我擺脫了以離婚告終的艱難處境。但是正因為如此，我遇到了財務問題。

維安娜：豐盛可以透過很多方式達到。

女人：是的，但是我沒有得到幫助。沒有人給我任何東西。

維安娜：好，但是我有很多想法。「豐盛」對您來說意味著什麼？

女人：我想要從其他人身上得到自由、獨立。

維安娜：如果神認為您該有個伴侶呢？

女人：那也沒關係，但我想在經濟上獨立。

維安娜：得到別人的幫助並不意味著要依賴。我認為您擁有關於神和金錢的信念。如果您有很多錢，最糟糕的事情是什麼？

女人：我不知道該如何處理。

維安娜：讓我們來教您如何處理很多錢。想像您有錢。您打算做什麼？

女人：我可以做……，擁有我想要的一切：書、文化、研討、旅行，這些不再會是問題……。

θ

維安娜：那麼您會怎麼做呢？

女人：我會很開心的。我將享受生活。

維安娜：然後呢？

女人：我會幫助別人。

維安娜：誰？

女人：那些需要幫助的人……我的家人、我的親戚……。

維安娜：好，接下來會發生什麼？

女人：我不知道。

維安娜：倘若您知道，接下來會發生什麼？

女人：我付帳單完全沒問題。

維安娜：但是，如果在您之前列出的那些問題消失前，您會有什麼問題？

女人：沒有！除了我的孩子之外。

維安娜：如果您對孩子幫助過多會怎樣？

女人：他們會利用我的。每個人都會假裝他們愛我。

維安娜：您怎麼知道誰真正愛您？

女人：也許沒人會真的愛我。

維安娜：那麼，您一直關心著每個人嗎？

女人：我總是付出很多，得到的回報很少。因此，如果我有「豐盛」，我人生中的人們會想要更多。他們會破壞我的人生。

維安娜：所以，您是會說「豐盛」會以某種方式破壞您的人生嗎？

女人：我不確定我的人生是否有過豐盛。

維安娜：請跟著我重複說：「我恐懼豐盛。」

女人的能量測試結果爲「是」。

維安娜：請跟著我重複說：「如果我有太多的金錢和豐盛，人們就會利用我，並因為我能給他們的東西而愛我。」（她再次能量測試的結果為「是」）那麼，您想變得富有嗎？

女人：是的，但我怕富有。

維安娜：好。我能否有您的允許去教導您如何生活而不用擔心自己有很多錢、也不要讓其他人（尤其是您所愛的人）利用您？您是否想學習如何在不失去自由的情況下感到被愛和得到幫助？

女人：想。

維安娜：擁有很多錢時最糟糕的事是什麼？

女人：什麼都沒有。

維安娜：您喜歡教課嗎？

女人：是的，但我從未這麼做過。我想要的不僅僅是教授希塔，也想運用在其他方面，例如改善我的思維能力，同時幫助別人和自己。

維安娜：您想要豐盛帶給你的好處嗎？

女人：是！

維安娜：請跟著我重複說：「療癒師需要貧窮。」（她的能量測試結果為「是」）您為什麼覺得療癒師需要貧窮？

女人：我不知道。也許是因為如果知道了什麼是貧窮，就會明白苦難意味著什麼。

維安娜：您堅信要成為療癒師就必須承受痛苦，是嗎？（她的能量測試結果為「是」）您是否想知道自己已經受夠了痛苦、並且可以繼續前進而不會貧窮？您想要知道您已經獲得豐盛體驗的權利嗎？（她的能量測試結果為「否」）您要做什麼才能達到豐盛？

女人：我想我已經清除了我的錯誤和債務。我認為我有權獲得豐盛。

維安娜：讓我們看看您是否在這個星期五之前重新獲得了特權。

女人：太好了！現在我想要去玩超級樂透！

維安娜：如果到了星期五，您能一勞永逸地獲得特權，將會如何？接著會發生什麼事呢？

女人：我不知道。

維安娜：讓我教導您：每種情況都有解決方案，以及如何去辨識它——

- 當我看到解決方案時，便會認出它。
- 我相信神會照顧我的。
- 我把我周圍的人從「會令我失望」之中解放出來。
- 我相信「神會照顧我」的想法。
- 我得到了改善生活的解決方案。

我能否有您的允許為您做這些下載？

女人：是的。

維安娜（**對著全班說**）：觀察她——她現在很安靜。唯一讓她感到緊張的是相信神的想法。這是我們挖掘底層信念的開端。可能是關於人而不是神……。

維安娜（**對女人說**）：誰讓您失望了？

女人：大家。

維安娜：為什麼？

女人：因為他們利用了我。他們從我這裡拿走了一切，因為我很慷慨。我仍然很慷慨，

我一直都在奉獻，我永遠都不會收到任何回報。

維安娜（對著全班說）：我從她的反應中可以看出這是正確的方向。

維安娜（對女人說）：您的心很難過。當人們對您做出這樣行為時，您會怎麼做？

女人：我會生氣。但是，如果是我的孩子佔我便宜，我就不懂得如何說「不」。

維安娜：您能對您所愛的人說「不」嗎？

女人：也許不行。

維安娜：您知道如何接受孩子們的愛嗎？

女人：我開始對此感到懷疑。

維安娜：您的孩子還給您些什麼？

女人：他們愛我，但我知道他們很自私。無論如何，我對所有人都感到失望，不僅僅對

我的孩子們。

維安娜：您的父母愛您嗎？

女人：我從來沒有從他們身上感受到愛，我父親已經死了。

維安娜：為什麼您覺得自己不被父親所愛呢？

女人：因為我不記得與他在一起是開心的。

維安娜：告訴我更多。

女人：我的母親喜歡我的兄弟更甚於我。這讓我覺得自己永遠不夠好。

維安娜：跟著我重複：「我不夠好。」（她的能量測試是「是」）您是否想知道在每天的生活中感覺自己已經很好了、並且知道被愛的感覺，也知道自己已經很好了嗎？

女人：是的。

維安娜（對著全班說）：我上去了造物主的空間，問我應該要下載些什麼。我知道，對她來說，接受她的孩子讓她失望比去接受孩子們的愛還容易。我教她「自己已經很好了」的感覺。她的孩子們深深地愛著她，她可以有很多豐盛而不會感到孤獨。我還下載了一個造物主的定義，並提出了一個觀念：人們可以得到愛，同時又有自由。

維安娜（對女人說）：您現在感覺如何？

女人：還好，但是……。

維安娜：但是……？

女人：我覺得我失去了一些東西。

維安娜：您覺得自己失去了什麼？

女人：我不知道。也許是因為我並沒有真正為自己前世所做的每件壞事付出代價。我覺得我仍有一些前世的債務和帳單需要支付，而且這些債務和帳單將很快到來。

維安娜：您想知道沒有債務過生活的感覺嗎？

女人：是的。我覺得我太複雜了。

維安娜：為什麼呢？

女人：好吧，這就是我的樣子。

維安娜：不過女人的確很複雜！這是女人之所以為女人的特徵，也讓男人感到困惑。

女人：我的內心有憤怒。

維安娜：為什麼？是什麼或誰讓您有這種感覺？

女人：我不知道，沒什麼特別的。只是事實是我努力工作到了一定程度後，便會發生一些事情，破壞了一切。

維安娜：我能否有您的允許來教導您，知道擁有一種容易成功地實現計劃的感覺、了解什麼是好的計劃、有很好的直覺來了解該計劃是否會奏效，以及採取行動並達成顯化的感覺？

女人：是的。

維安娜：跟著我重複：「為了讓母親快樂，我必須失敗。我恐懼獲得成功。」（她對兩者的能量測試都是「是」）我能否有您的允許讓您感覺如何生活而不會恐懼成功？讓我們教導您如何接受成功並且知道自己值得以及如何去辨識它。

女人：是的。

維安娜（**對著全班說**）：她幾乎要完成了，但她還需要其他東西……她可能需要以下信念：

- 我必須接受自己。
- 我知道自己很好。
- 我為自己的人生感到感恩。
- 為人生感到興奮。
- 人生是一場冒險，人生充滿浪漫。
- 我知道如何敞開心胸享受人生的樂趣。

維安娜（**對女人說**）：我能否有您的允許來教導您如何允許金錢進入到您的人生中、享受著愛與被周圍的人所愛的樂趣、允許自己去拆除為自己所設置的屏障，以及擁有情感上的自由並允許您的靈魂伴侶進入您的生活嗎？

女人：是的。

維安娜（對著全班說）：她現在準備好要接受豐盛了嗎？她已經接受人生可以跟著這條路徑，因此我們將拭目以待。我探索了一下，看看她是否知道豐盛會來臨或者害怕豐盛會來臨。如果我們覺得事情太容易時，我們可能會覺得自己不值得擁有，但是現在我讓她知道了豐盛可以來得容易，當豐盛來臨時，她便不會感到奇怪。

本次挖掘療癒結束後，我可以看到她很好，只是有點緊張……。當您知道人生將發生根本的變化時，向來會產生新情緒的。

在信念挖掘過程中，您必須注意造物主告訴您的內容。您不能簡單地只聽取個案告訴您的內容。您還必須去到造物主的空間，問問這個人需要什麼。

挖掘範例11：糖尿病

這次挖掘的對象是一堂直觀解剖課程上的一位女士。

維安娜：您想要療癒什麼？

女人：我的糖尿病。當我父親去世時，我被診斷出有糖尿病。我很傷心也很生氣，因為我好幾年沒見到他了。我去巴西和他待在一起兩個月，讓我們對於過去能夠釋懷。我知道他很害怕，因為他知道他必須向我解釋某些他為何要那般對待我和我兄弟姐妹的事情。我想知道他想要告訴我些什麼，但是我還沒來得及和他說話，他就死了。他去世時是七十二歲，沒有任何健康問題。他突然得心臟病，死了，沒有機會和我說話。我覺得這一切真是糟透了。

接著，醫生告訴我有糖尿病。我的腿因為神經病變，漸漸失去知覺。我無法感覺到自己的腳，且在平衡方面遇到了問題。我必須服用胰島素（一天四次：三餐進食前和入睡前）。我不斷地變胖。

維安娜：您覺得自己被父親打敗了嗎？您認為他贏了是因為他設法避免和您說話嗎？請跟著我重複說：

- 我感到沮喪。
- 糖尿病無法治癒。
- 我是個戰士。
- 糖尿病削弱了我。
- 糖尿病在擊敗我。

（她對以上的能量測試都是「是」）

維安娜：當您說這些事時，您感覺如何？

女人：我不知道。其中一些並沒有像我所想的那樣經過我的大腦，但是我可以感覺到其中的一些。

維安娜：您和您父親之間還有什麼要解決的嗎？

女人：有的。他不知道我想告訴他的一切。

維安娜：您對此感覺如何？

女人：很失望。把我的感受告訴他，對我來說非常重要。

維安娜：如果可以的話，您會告訴他什麼？

女人：他不是一個好父親，而且他無法愛人。他自私自利。我對他很生氣，因為他傷害了我和我的兄弟們。

維安娜：我們將療癒您對於父親的憤怒，因為它在肝臟中，所以我們將療癒那裡。我們將清理您對父親的憤怒。憤怒的產生是為了保護自己免受於他的傷害。您覺得自己被糖尿病擊敗了，以至於您不想活了。我能否有您的允許去教導您，您還沒有被打敗、並且有能力戰勝糖尿病嗎？因為這是父親去世後您將要做的事情：拿回您的力量。我能否有您的允許去做以上這些？

女人：可以的。

維安娜：您想原諒您的父親嗎？請跟著我說：「我可以原諒我的父親。」（她的能量測試結果為「否」）這種憤怒為您帶來了什麼好處？

女人：這給了我不同於他的力量。他花了一輩子來創造財富。而我正在竭盡全力幫助人們。

維安娜：所以這種憤怒幫助您成為了他的對立面。您用「憤怒」來愛別人。您想繼續走在您的道路上而不必這麼生氣嗎？您準備好釋放這種感覺嗎？讓我們釋放掉您父親需要讓您感到憤怒的義務與責任。您是否想擁有「我知道如何生活而不需要對父親憤怒」的感覺？我能否有您的允許去下載這種感覺？

女人：可以的。

維安娜：如果他釋放掉這項義務，您也將被釋放。有時，我們認為在人生中扮演負面角色的人們對我們來說是正面的。現在，我沒有下載如何原諒您的父親或任何其他新的信念，我只是簡單的釋放掉使您陷入這場衝突的義務。請跟著我說：「我可以原諒我的父親。」

女人：我可以原諒我的父親。（她能量測試為「是」）

維安娜：因此，您可以看到，該信念已經透過下載感覺而轉變。無論您是否知道，是您對父親的這種憤怒使您成為了現在美麗的人。由於您受到了他的惡劣對待，因此請確保您會尊重每個人。當我觀察您的胰臟和肝臟時，我發現它們現在以不同的方式運行。現在也許您可以允許自己的身體治癒。請跟著我說：「我對我的父親感到憤怒」（她的能量測試為「否」）、「我恨我的父親」（她的能量測試為「否」）、「我可以愛我的父親」（她的能量測試為「是」）。我能否有您的允許去教導您的身體如何從所吃的食物中獲取營養？

女人：是的。

維安娜：現在您是自由的，可以感覺到您多麼想念您的父親，而不是您多麼討厭他。雖然這並不能使他成為您眼中更好的人，但是您現在可以生活在美麗中，可以接受其他人的幫助。可能還有更多的挖掘要做，但是您的血糖值下降了，現在您必須小心不要進入低血糖症。在接下來的幾天中，您應該密切監測血糖。

維安娜（對著全班說）：永遠不要告訴個案停止使用胰島素。當他們的血糖穩定後，他們的醫生就會這樣做。

挖掘範例12：腎臟

維安娜：告訴我一些您自己的事。

男人：我是音樂家。我一直都在旅行，而我在專業領域中是數一數二的。二〇〇〇年時我在布魯塞爾，有一天晚上我感到不適。當時我剛表演完，發現自己尿不出來。

我直接去醫院，他們告訴我那是發炎，是一種腎炎。醫生告訴我，我的腎臟就像兩個硬邦邦的石頭。他們給了我抗生素和順勢療法來幫助我康復。之後，我感覺很好，並繼續旅行。去年，我從一次旅行中回來，在乘坐飛機回家的路上，我又得到腎衰竭。我不得不接受血液透析。症狀很簡單：我得經常跑廁所，但是我只尿得出一點點。我仍在進行透析治療。

維安娜：好吧，讓我們看看您的器官。我不知道原因是細菌還是病毒感染，但從它的音調來看，我認為這是一種病毒。這個問題有使您與妻子在一起的時間變得更多嗎？

男人：是的。

維安娜：您還經常旅行嗎？

男人：是的。雖然比較難，但我還是這樣做。我六月時生病，但七月去義大利，八月去古巴。

維安娜：我覺得您想停止旅行。這是真的嗎？

男人：是的，這是我很久以來的一個願望，因為我現在已經遊遍世界各地，而且在旅途中老是感到疲倦。

維安娜：這讓我想知道您是否已準備好接受療癒了。我覺得您戀愛了，您想停止旅行以便與妻子在一起並放鬆身心。當您沒有與她在一起時，您會覺得自己彷彿是一條失去了水的魚，是嗎？

男人：由於我的病，我在家會比在各地旅行更安全。

維安娜：如果您治癒的話，會發生的最糟糕事情是什麼？

男人：我無法想像最糟的情況。

維安娜：如果回到音樂和工作之後，您會感覺如何？

男人：音樂是我的人生和熱情，但我想自由選擇自己的工作時刻表。

維安娜：您被強迫需要按一定的時間表工作嗎？

男人：因為我有很多工作合約，我被強迫旅行了很多年。

維安娜：我可以教導您能獲得成功、同時有足夠的時間與妻子相處在一起嗎？

男人：可以的。

維安娜：您為什麼生病？

男人：我一直都在表演，無論我多麼累，而且我一直在旅行。然後我要攜帶不同的疫苗以便能前往不同的國家旅行。我認為是有一些原因的。

維安娜：這種疾病使您意識到您必須要更懂得放鬆。問題是，如果您治癒的話，您能否保持這種放鬆的感覺？

男人：那是我想要的，但我不認為我做得到。

維安娜（對著全班說）：您們有看到這個衝突了嗎？

維安娜（對男人說）：我能否有您的允許去教導您，可以放鬆而不用生病、可以活出熱情但仍然可以放鬆？您想學習如何在沒有壓力的情況下生活嗎？為了愛你的熱情、妻子和你自己而又不倍感壓力？

男人：是的。

維安娜：跟著我說：「我準備好讓這個疾病釋放。」（他的能量測試結果為「是」）、「我已經學會了所有的疾病都是來教導我的。」（他再次測試能量的結果為「是」）

維安娜（對著全班說）：這個挖掘工作在很多方面都對他有所幫助，但需要進行更多的挖掘療程。

維安娜（對男人說）：您現在可以自由的去接受療癒了。

挖掘範例13：虐待

維安娜：您想要療癒什麼？

女人：我父親從我四歲開始就虐待我。他老是嚇我，我痛恨他。他老是嚇到所有人：我的母親、我的妹妹、我的兄弟和我。他老是傷害我，如果我叫他停下來，他會生氣並將我鎖在房間裡。他用言語虐待我，還毆打了我和我的母親。

維安娜：好吧……，您現在對他有什麼感覺？

女人：我不再恨他了，但我之前必須努力地去克服。

維安娜：您對母親的感覺如何？

女人：她試圖保護我，但並不是真正的保護，因為她也不想受到傷害。我會看著哭泣的她，並向神祈禱以幫助她，因為我愛她，而且我不希望父親殺死她。

維安娜：那麼您對神有憤怒嗎？

女人：我不這樣覺得。

維安娜：您曾經看過自己的大腦想法如何去更正事情嗎？它確實去療癒對父親的感覺，但它覺得無法幫助母親。

女人：我求神幫助她，但是什麼也沒發生。我不恨我父親，我只是對他感到憤怒。

維安娜：您的脖子上出現了紅色斑點。

女人：好吧，到今天他還在虐待我的母親。如果是您，您會有什麼感覺？

維安娜：您不能阻止他嗎？看來您對這種情況仍然無能為力。

女人：是的，讓我真正受傷的是我哥哥對他的孩子在做同樣的事情。

維安娜：請跟著我說：

- 我無法幫我母親。
- 沒有人可以幫助我的母親。
- 甚至連神也不能幫助我的母親。

（女人對以上的能量測試都是「是」）

維安娜：您為什麼對母親有這種感覺？

女人：因為她讓他繼續虐待她。

維安娜：您接受這種行為嗎？

女人：不，我沒有。

維安娜：當您和媽媽討論這件事時，媽媽怎麼說？

女人：她每天打兩到三次電話給我，告訴我父親有多瘋狂，例如，如果晚餐未在正確的時間準備好或者馬鈴薯沒有按照應有的方式煮熟，他就會生氣。

維安娜：您說過，自您四歲以來就一直這樣。您記得的第一件事是什麼？

女人：他有一天下班回來，看上去很生氣。我很害怕，所以我躲在衣櫥裡。我唯一聽到的是母親的尖叫聲和父親的叫喊聲。

維安娜：那是您第一次記得如此害怕的感覺嗎？

女人：是的。

維安娜：您還有什麼感覺？除了覺得自己沒辦法幫助您的母親。

女人：我感到被困住。事情變得越來越糟。當他和其他人在一起時，他的舉止很完美，他們也喜歡他，但是回家後他的情緒就會改變。我對他過去的所作所為感到非常憤怒，現在他依然繼續如此。

維安娜：但是您不讓他用這種方式對待您，對嗎？

女人：對的。但是現在，當我聖誕節回家去見母親時，我會試著去擁抱他（父親）。

維安娜：當您談論媽媽時，皮膚上會出現紅色斑點。

女人：我為她感到難過。她無法離開他。

維安娜：告訴我他們現在的生活。

女人：他很常生氣，但我無法幫助她。

維安娜：您說的方式就好像您真的感覺不到整個情況。您的母親允許他傷害您嗎？

女人：她怕他。她說，她只是簡單的想存活，而不會擺脫這樣的生活。

維安娜：這是她的成長過程所引起的嗎？

女人：我不知道。我不相信她能堅強的離開。

維安娜：請跟著我說：

- 我必須為我的母親和我自己堅強。

- 我必須允許父親傷害我，以便他不會傷害我的母親。
- 我是我母親的母親。

（女人對以上的能量測試都是「是」）

維安娜：您知道成為一個孩子的意思嗎？

女人：不，我不知道。

維安娜：您曾經是個小孩嗎？

女人：不，我不曾。

維安娜：請跟著我說：「我必須躲避一切與所有人」（她的能量測試是「是」）。您是否感到安全？

女人：我現在覺得安全。

維安娜：您知道在家裡很安全意味著什麼嗎？

女人：不，我不知道。

維安娜：我是一個母親，當我觸摸您的手時，我意識到您從未像女兒一樣地被愛過，從未感受過真正家的溫暖，還保護了您自己母親的一生。我能否有您的允許可以教導您當小孩的感覺、住在溫暖的家中並感到安全的感覺？這對媽媽也有同樣的影響。

女人：好的。

維安娜：請跟著我說：「我可以解救我的母親」（她的能量測試為「是」）、「我必須拯救我的母親」（她的能量測試為「否」）。您無法讓母親離開當前的情況，因為她不肯，但你可以考慮一下讓自己擺脫這樣的境況。您認為她知道男人應該如何在正常關係中對待女人嗎？

女人：不，她不知道。

維安娜：您為什麼不告訴她？

女人：她應該已經知道了。

維安娜：您的父母對人生有任何希望嗎？

女人：不，沒有。

維安娜：您對媽媽失去了希望。

女人：是的。

維安娜：為什麼？

女人：因為當我試圖幫助她時，她沒有聽我說。

維安娜：她曾經聽過您說的話嗎？

女人：不，她沒有。

維安娜：為什麼？

女人：她不想。

維安娜：她有聽過任何人說話嗎？

女人：不，她沒有。

維安娜：當有人不想聽您說話時，您會生氣嗎？

女人：是的。

維安娜：您媽媽聰明嗎？

女人：不，她不聰明。

維安娜：請跟著我說：「我恨我的父親」（她的能量測試為「是」）。為什麼這種信念仍然存在？我以為您已經釋放了它。請跟著我說：「我恨父親對母親的所作所為。我恨媽媽，因為她聽不懂，我討厭愚笨的人。」（她對以上的能量測試都是「是」）您從父親那裡學到了什麼？

女人：我父親告訴我，我不必容忍這種待遇。我很強大。

維安娜：您的父親教導您，您不必容忍這種行為。您的母親不明白這則訊息，因此您對她感到憤怒。她設法以父親患有精神疾病的方式來解決有關您父親的問題，但是您仍然對她的反應感到沮喪。如果她能聽到您的話，您會想告訴她什麼？

女人：我要她離開父親，因為他不尊重她。她喜歡被用那種方式對待嗎？

維安娜：她是受害者嗎？您是因為她只是接受情況而生她的氣嗎？

女人：她是受害者。我告訴她要離開他，但是她告訴我她必須待在那兒。我父親討厭受害者，我也討厭。

維安娜：請跟著我說：

- 我母親是弱者。
- 我討厭受害者。
- 我討厭沒有力量的人。
- 我認為他們很荒謬。
- 我永遠不會脆弱。
- 我必須讓脆弱者佔我便宜。
- 我的母親很脆弱。
- 我的母親是受害者。
- 我父親是一個虐待者。

（女人對以上的能量測試都是「是」）

維安娜：我能否有您的允許去教導您脆弱的人不能佔您便宜？您可以原諒您的母親嗎？

女人：好的。

維安娜：請跟著我說：「我必須解救我的母親」、「我可以和我的母親討論」（她對兩者的能量測試都是「是」）。我能否有您的允許去教導您如何在不容忍虐待的情況下生活以及如何自由自在的生活？這也將在遺傳層面幫助您的母親。

女人：好的。

維安娜：因為您的父親，所以您是一個堅強的女人。請跟著我說：「我是受害者」（她的能量測驗為「否」）。您不討厭母親，但是您對她、受害者和自己感到憤怒。多虧了這些下載，所有這些信念都融化了。

女人：當我四歲的時候，我在父親面前關上門，我感到非常害怕。

維安娜：您還感到那種恐懼嗎？

女人：是的，我有。

維安娜：如果您父親在衣櫥裡找到您，最糟糕會發生什麼事情？

女人：他會打我，對我大吼大叫。

維安娜：沒有更糟的嗎？

女人：我可能被強迫去恨他。

維安娜：那麼，如果您恨他，會發生什麼事呢？

女人：當我還小的時候，我希望他死掉。
維安娜：一旦他死掉了，那會發生什麼事呢？
女人：我們會擁有和平。
維安娜：請跟著我說：「我知道在父親活著時與他和平相處的感覺」（她的能量測試為「否」）、「父親去世後，我會得到平靜」（她的能量測試結果為「是」）。我能否有您的允許更改這些信念程序並下載這種和平的感覺？
女人：可以的。
維安娜：您四歲的時候，父親對您生氣，是因為您當著他的面關上了門。您現在對此感覺如何？
女人：恐懼消失了。我現在很平靜。
維安娜（對著全班說）：她現在很輕鬆快樂。

挖掘範例14：兌現承諾

維安娜：您想要療癒什麼呢？
男人：我一生中很重要的一部分已經被抹去了，因為我被帶離了我出生的土地，從那時起我什麼都不記得了。好像我的根已經被斬除了。我出生在澳洲，最近我有想要回到澳洲的強烈欲望，但我不知道為什麼。

維安娜：您在想念什麼呢？

男人：我的一個朋友住在那兒。

維安娜：他叫什麼名字？

男人：我不知道。我不記得了。

維安娜：當您最後一次見到他時，他看起來長什麼樣子呢？

男人：他還是個小孩，是跟著我一起長大的原住民。

維安娜：他的家人是誰？

男人：我記得他有兩個姐妹。

維安娜：好吧，您說那段時間您什麼都不記得了，但是您還是記得很多事情！您答應過他您會回去嗎？

男人：是的，我在離開之前曾經承諾。

維安娜：您的心還在和那個男孩交流嗎？

男人：是的，我們保持聯繫。

維安娜：這對您來說意味著什麼？

男人：我不知道。我認為他們在等我。

維安娜：他和他的家人嗎？他現在幾歲了？

男人：他大約四十五歲了。

維安娜：他盼望著您何時回來嗎？

男人：我沒有告訴他要多少年。

維安娜：但是，如果您記得您說過了，那會是幾歲？

男人：五十。這是我想到的第一個數字。

維安娜：請跟著我說：「我已經同意在五十歲時回去」（他的能量測試是「是」），那段時期的靈魂碎片卡在了您的靈魂中。我們應該把它送回給那個時候嗎？還是要保留此碎片？您想回去嗎？

男人：是的。

維安娜：請跟著我說：

- 我被迫履行諾言。
- 我想實現它。
- 我必須回到那個國家才能重獲出生權。

（他對以上的能量測試都是「是」）

- 我希望我的靈魂碎片被收回而不用回到澳洲。

（他對此的能量測試是「否」）

您有從中獲得平靜嗎？

男人：我從中得到一種輕快的感覺。

維安娜：一直想著那段時光，對您有好處嗎？

男人：是的，確實有。

維安娜：我可以請造物主幫助您輕鬆地回憶那些記憶嗎？

男人：是的，您可以。

維安娜：您朋友的名字是什麼？

男人：我想是萊恩，但我不確定。

維安娜：他的姓氏？

男人：有點像是布拿馬。

維安娜：您認為回去會找到他嗎？

男人：是的，我認為會。

維安娜：您知道您會在哪裡見到他嗎？

男人：是的，我知道。

維安娜：一旦回到澳洲，會發生什麼事？您會找到您的朋友還是會互相找到？

θ

男人：我想我們會找到彼此的。

維安娜：我想您已經同意在何時何地見面。現在您的心有覺得更輕盈了嗎？

男人：是的，但是疼痛已經到了更高的程度。

維安娜：您的感覺是什麼？是什麼樣的疼痛？

男人：是一種隱隱的疼痛，我認為這是因為我回去的承諾。

維安娜：您父親強迫您離開澳洲嗎？

男人：是的。我姐姐和我竭盡所能地阻止，但最後我們不得不離開，因為父親不得不去看望即將去世的祖父。然後我們住在義大利。我不知道為什麼我們不回去澳洲。

維安娜：請跟著我說：「我討厭父親帶我去這裡」（他的能量測試是「是」），您是否想釋放這種感覺？

男人：是的，我想。

維安娜：請跟著我說：「我討厭父親強迫我離開澳洲」（他的能量測試為「否」）。

男人：我可以對我的朋友信守承諾（他的能量測試是「是」）。

維安娜：您準備好在世界各地工作，並在許多國家擁有許多房屋嗎？

男人：是的，我是。

維安娜：我想您會經常旅行。您結婚了嗎？

男人：我已經結婚了。

維安娜：您上胸部的疼痛消失了嗎？

男人：它在左邊的部分較輕，但在右邊的部分仍然存在。

維安娜：那是來自於您的父親。請跟著我說：「我必須讓父親傷害我」（他的能量測試為「否」）、「我父親讓我重獲新生」（他的能量測試結果是「是」）。這對您意味著什麼？

男人：這是保護自己的一種方式。

維安娜：您父親阻止您回去澳洲嗎？

男人：如果我回顧，我會想到他與我無能為力返回澳洲之間的某些連結。

維安娜：請跟著我說：「我害怕回到澳洲」（他的能量測試結果是「是」）。您為什麼害怕呢？

男人：也許我怕被卡在那裡。

維安娜：所以您認為一旦回去，就必須待在那兒。您是否會恐懼對在那裡找到的東西感到失望？您是否將這種情況歸咎於造物主？

男人：好吧，我經常被造物主拋棄，並把發生在我身上的事情歸咎於神。

維安娜：我能否有您的允許去教導您「我知道如何相信神」和「我知道如何相信我父親」

的信念，以及可以安全回家的觀念？

男人：可以的。

維安娜：現在哪裡還覺得疼痛？

男人：疼痛消失了。

挖掘範例15：愛

維安娜：您與某人戀愛中嗎？

少女：是的，我是。

維安娜：這是您第一次戀愛嗎？

女人：這是我第一次以這種方式墜入愛河。

維安娜：您戀愛了幾次？

女人：三次。

維安娜：這次有什麼不同？

女人：我有不一樣的感受。

維安娜：告訴我您對這次戀愛的感受。

女人：我想他是我夢寐以求的男人。

維安娜：所以怎麼了？

女人：他告訴我他愛我，但我很害怕。也許我將無法處理這種關係。恐懼會發生可怕的事情。

維安娜：會發生什麼可怕的事？

女人：他可能會離開我。

維安娜：再來會發生什麼呢？

女人：我會感到生氣和沮喪。

維安娜：然後呢？

女人：我要他回來。

維安娜：然後呢？

女人：您會認為我會學到一些東西！

維安娜：那麼您害怕什麼？

女人：我怕自己會崩潰。

維安娜：請跟著我說：

- 我恐懼放手。
- 我恐懼愛。

• 如果我太愛了，人們就會離開我。

（女人對以上的能量測試都是「是」）

維安娜：一直都是這樣嗎？

女人：是的。

維安娜：您想每天生活而不需要恐懼任何事情嗎？

女人：是的，我想。

維安娜：請跟著我說：「如果他們太愛我了，我就會離開他們。」（她的能量測試結果為「是」）我們也要更改此信念。我可以得到您的允許嗎？

女人：是的。

維安娜：您恐懼愛和造物主對被愛的定義。如果您和這個男人在一起，並在接下來的三十年裡都與他在一起，會發生什麼？

女人：我會很高興。

維安娜：但是這種幸福出了什麼差錯呢？

女人：我怕被拋棄。也許我無法滿足他。

維安娜：為什麼？

女人：我對他來說還不夠好。

維安娜：這是什麼意思？您曾經與男人有長期的戀愛關係嗎？

女人：是的，我有。

維安娜：發生了什麼事？

女人：結束是因為我們不再相愛了。

維安娜：您現在知道如何維持一段漫長的愛情嗎？

女人：是的，我想是。

維安娜：您痛恨離開您的男人嗎？

女人：不，但是當我再次遇見他時，我很生氣。但是現在我沒事了。

維安娜：您害怕離開現在愛的男人嗎，比如說在十年後？

女人：無論是一週內或十年後，我都恐懼著會離開他！

維安娜：為什麼？

女人：我恐懼我對他來說還不夠好，我無法滿足他。

維安娜：您是否想學習如何生活而感覺自己很好？您是否曾經覺得自己很好？

女人：沒有。我的一生都是像這樣。

維安娜：您想學習如何感覺自己很好、可以自由地表達自己嗎？讓我們教導您，您和這個男人是很適合的，您們可以彼此相愛。

女人：是！

維安娜：您現在的感覺如何？

女人：很好！

維安娜：請跟著我說：

- 這段感情可以促進我的成長。
- 我可以自由地愛這個人。
- 我可以自由接受他的愛。

（女人對這三個的能量測試均是「是」）

維安娜：有時候，我們的恐懼會使愛遠離我們。您現在感覺怎麼樣？

女人：我感覺很輕盈。

維安娜（對著全班說）：她仍然對所有的新感覺有點害怕，但她會習慣的。

維安娜（對女人說）：您如何看待自己的身體？

女人：我很難正視自己。我很胖，而且有靜脈曲張，所以我試著不去看自己的腿。我喜歡游泳和海邊，但我無法忍受自己穿泳衣的身影。我的愛人不在乎我是否醜陋，但美醜對我很重要。

維安娜：如果您接受整體的自己，將會發生什麼？

女人：那就太過分了。

維安娜：是對誰？

女人：是我的父母。對我父親來說，我是個危險人物。

維安娜：那是什麼意思？

女人：他對我很強硬，我不止一次逃脫了他。如果我太漂亮，我媽媽會嫉妒。如果我太女性化，是不對的。

維安娜：請跟著我說：

- 我恐懼太女性化。
- 太多的女人味是錯的。

（她的能量測試對兩者都表示「是」）

- 如果我是真正的女人，我會很安全。

（她的能量測試為「否」）

您想以女人的身分過安全的生活嗎？同時要美麗、又要安全的待在父親身邊？

女人：是的。

維安娜：「您逃脫了他」是什麼意思？

女人：沒什麼。我愛他，我為自己的所作所為感到有罪惡感。

維安娜：您做了什麼？

女人：我什麼都沒做。

維安娜：您想不帶有罪惡感地活著嗎？您愛您的丈夫就像愛您的父親嗎？

女人：是的。

維安娜：請跟著我說：「如果我很漂亮，我就會離開我的丈夫。」（她的能量測試結果為「是」）您想要有機會去選擇嗎？我能教導您這些嗎：你能夠同時美麗又可以和您的丈夫在一起，因為您們彼此相愛。

女人：可以的。

維安娜：請跟著我說：「為了和我丈夫在一起，我必須保持現在的樣子。」、「我丈夫擔心，如果我太漂亮，我會離開他。」（她的兩個能量測試結果都為「是」）我能否有您的允許可以為您下載「我的腿很漂亮」和「我的身體很漂亮」的感覺嗎？

女人：可以的。

維安娜：您現在的感覺如何？

女人：好多了。但我並不完全覺得很好。

維安娜：您喜歡美麗嗎？您的心很恐懼，因為我教會了您新的感覺。

女人：我不知道我是否有權利美麗。我一直都在批判美麗的人。

維安娜：您認為美麗的人是愚蠢的嗎？

女人：不……也許是的，他們是！也許他們並不愚蠢，但是人們被他們的外表所吸引，卻沒人在乎他們的大腦。沒有人能在美麗的同時，也是一位好的療癒師。

維安娜：美麗會嚇到您嗎？女人害怕美麗的女人嗎？

女人：我一生都在和其他女人競爭。如果我完全表達出自己的才智，我恐懼著無法勝利。

維安娜：請跟著我說：「如果我很漂亮，人們會認真對待我。」（她的能量測試結果為「否」）、「如果我很漂亮，那麼男人不會來找我療癒，而是出於其他原因。」（她的能量測試是「是」），我能否有您的允許來教導您這樣的信念和感覺：我可以得到男性個案的尊重、同時是美麗的，以及我知道如何不隱藏地去生活？

女人：好。

維安娜：我可以看到您現在壓力很大。為什麼？

女人：也許是關於性。我媽媽要我當修女。

維安娜：讓我們看看……。請跟著我說：「我是修女」（她的能量測試是「是」）、「如果我很漂亮，做愛是錯誤的。」（她的能量測試是「是」）。

女人：性使我感到不舒服，有點奇怪。

維安娜：為什麼性會以這種方式困擾您？

女人：我恐懼被拒絕或被認為是愚蠢的。我需要完全相信對方才能做愛。

維安娜：我能教您如何對性生活感到滿意嗎？

女人：是的。

維安娜（對著全班說）：她覺得自己好像必須在當妻子和療癒師之間做出選擇。

維安娜（對女人說）：我能否有您的允許，來讓您感覺到無論是作為妻子還是療癒師，您都可以變得美麗嗎？

女人：可以的。

維安娜：您現在感覺如何？

女人：我感覺很棒。更輕盈了！謝謝。

※給讀者：由於處於課堂環境中，因此本療程中未解決某些議題，您能感覺到那是什麼嗎？

8 七界

「七界」是宇宙中可見與不可見的力量，不僅由物理的和「已知的」宇宙組成，還包括了當今科學難以解釋的不可見力量。七界是如此之大，以至於人類的大腦必須處於一種抽象的狀態才能理解。希塔狀態使我們能夠透過一切萬有的造物主來感知到這些神秘力量的宏偉壯麗。反過說來，七界也使我們能夠理解造物主的榮耀。

就像《希塔療癒》所提到的，「眞實法則」向我介紹了七界的概念，爲我們提供了一項工具，讓我們理解世界是如何以及爲什麼在物質和靈性層面運作，還有這與我們之間是如何連結。七界是爲人類的發展而建立，它們自然地在宇宙秩序的「交響曲」中協同工作著，儘管我們的信念系統會對此產生干擾。在某些情況下，我們還可能被存有界的「大腦糖果」所吸引。

每一個存有界都有其獨特的能量（最合適的描述爲「振動」），並受制於自身的條件、規則、法則和承諾。下列是對每一界特徵的簡要總結。我們將在接下來的幾章中更深入地回顧。

存有的第一界

第一界包括地球上所有非有機物質、所有構成地球原始形態的元素，以及元素週期表上所有與碳基結合之前的原子。第一界是礦物、晶體、土壤和岩石，由地球的每一塊組成，從最小的晶體到最大的山脈，皆以非有機的形式存在。

存有的第二界

第二存有界由有機物質構成：維生素、植物、樹木、仙女和神靈。這一界的分子結構包含碳分子的第一個結構，所以是有機物質。礦物質是非有機的，維生素是有機的；兩者都是生命存在的必要條件。

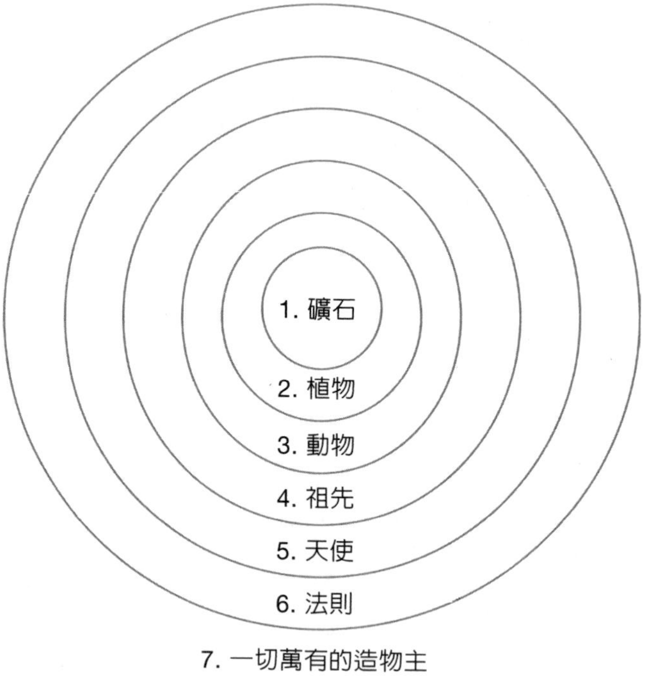

存有的第三界

這是動物和人類存在的地方。在某種程度上，我們創建第三界是爲了讓自己使用。在存有的第三界，我們面臨著被情感、本能欲望、熱情和現實所控制的挑戰。這裡是以蛋白質爲基礎的生命形態存有界。

存有的第四界

第四存有界是靈界，人們死後會在那裡生活，我們的祖先在那裡等待。這兒就是某些人認爲的「靈界」。

存有的第五界

這是二元論的終極存有界，被分成數百維度。較低的維度是負面靈居住的地方，較高的維度則是天使與十二使徒的領域，會去指引靈魂家族、靈魂家族本身、揚升大師和我們的天父天母。

存有的第六界

這是法則的存有界，如時間法則、磁力法則、萬有引力法則、光法則和更多的法則，這些法則構成了宇宙的基本結構。

存有的第七界

這是一切萬有造物主的存有界，是用於即時療癒、解讀和最高顯化的存有界。第七界是安全、愛和「一切萬有」的地方。

連接到存有界

我相信有直觀能力的人們會在發展自己的能力時，開始連接到七界的能量。DNA活化的好處之一，就是使人們能夠與七界連接並穿過每一界。我們體內的每一條DNA鏈都控制著超過十萬種不同的功能，因此，去假設隨著DNA活化而被喚醒的新DNA鏈只與某些事物相關（例如幸福、愛和其他情緒），是不合理的。每一對新的染色體都增加了一個新的領域、一個對存有界的新理解，爲「連接到一切萬有」此一短語賦予新的意義。

每一個存有界都爲探索者帶來神聖的震撼，我相信宗教就是這樣形成的。探索者與每一界的意識建立聯繫，而每一界的信念系統投射到探索者身上，同時進入書面文字。我們可以被每一界的美麗和莊嚴、其信念系統、力量和療癒屬性所吸引。

我們受所有存有界的影響。我們是礦物質、是植物王國的一部分，因爲我們消耗它們；我們是動物王國的一部分，因爲我們有身體；我們是靈性王國的一部分，因爲我們有靈性；而因爲我們生活在宇宙法則之下，所以我們與第六界相連。

那麼，有沒有可能因爲礦物質攝取不足而生病呢？有可能的。不過攝取不足的原因，可能是因爲情緒問題而無法吸收礦物質。如果您持續服用所缺乏的礦物質，就會療癒情緒嗎？最終會的。但是我們與很多事物、甚至是與我們的祖先（他們是我們與過去DNA的連結）都有連結，所以，當您認爲您與一切萬物都是一起時，您可能正在清理遺傳層給您的信念程序！

神的觀念

有研究表明，有許多人都有信仰神的遺傳傾向，如果您願意，您可以稱之爲「神的基因」。這並不奇怪，因爲此種傾向很可能對生存帶來好處。這聽起來可能很微妙，但在困難時期，有什麼比信仰和與造物主溝通更有用呢？在這種交流中，我們連接到我們所有人內在的神聖本質，並把它帶入實質世界，從而豐富我們的生活。

縱觀歷史，人類一直在尋求神。我們對神的認識不斷地在變化，取決於從家庭到外部社會、宗教和現代科學等許多影響。科學的概念不一定是與神對立的，科學的設計也並非如此。科學不是對宗教或神的「反叛」。科學很簡單：通過可解釋的事實來觀察我們的宇宙。神的觀念可以看作是一門獨立的科學，一種對宇宙的靈性觀察，並不總是依賴於實體上的因果關係，而是決定在看不見的思想和信念的本質。

有些人說信仰神是爲了試圖解釋死亡和對來生的希望。有一種普遍的恐懼似乎確實存在著，即：一旦我們死亡，我們將什麼都不是。我在人們身上看到最普遍的恐懼之一就是「什麼都不是」。我相信這種信仰源自於膚淺的、唯物主義的宇宙觀。我認爲那是缺乏想像力和自愛的。我的觀點是，我們不會什麼都不是。您可能會問，「那麼我們死後去哪兒呢？」我相信，一旦我們離開了實質世界，我們之中的許多人就會轉向更高層次的揚升。在這個更高的層次上，我們的能力可能被仍然生活在第三界的人們視爲像神一般。

我相信，當我們把學生帶到第七界時，我們是在他們自己的大腦裡把他們帶到信息載體（神經元）那裡。神經元存在於每個原子的原子能量中。透過此方式，學生們的意識會被激發，他們會意識到自己與每個分子、每個原子，以及與亞原子粒子相關的能量相聯繫。這是揚升的第一步。

此種內在的覺知將使我們意識到，我們不再需要這個世界上令人難以置信的競爭，二元性的戰鬥將會結束。宇宙的巨大力量就在我們的內心，等著我們通過專注的思想去發現它。一旦這種力量在我們內在得到認可，將向外流入我們日常生活的宏觀世界，並通過存有界擴展到第七界的巨大宏觀世界，進入一切萬有的造物主，成爲共同創造者。

在過去，我相信我們是透過一次經歷一界的存在和學習它的信息來學習。我相信第五界的信息是無條件的愛。我相信第六界的信息是絕對的眞理，也許是慈悲。我相信，現在正是時候，我們能覺醒地、清醒地、有意識地成爲我們人生的共同創造者。

各界的感知

我們對存有界的感知有賴於我們的靈性發展或振動能量，因此，感知前六界能量的方式因人而異。例如，有兩個人從第五界連接到某個特定的天使，則這兩個人用第三眼觀看天使的看法是不同的。不同的人之所以對同一個天使的本質有不一樣的看法，是因爲我們都在以不同的頻率振動著。天使的本質是一樣的，但我們是不同的。所以在這兩人的感知中沒有對錯，只有不同的頻率。

我們要理解所有的存有界都有其獨特的頻率和療癒能量，訣竅在於知道如何在不被它們消耗的情況下，使用它們各自固有的能力。爲了更精通這些存有界，我們的昆達里尼必須被緩慢地喚醒，無論如何，都要被喚醒。

我們越是深入到純粹能受控的希塔腦波中，就能越自然地透過第七界一切萬有的造物主來進入這些存有界。

9 第七存有界

第七界是創造的純粹能量，包羅萬象。這是純粹智慧、創造能量、純粹愛的地方，是即時療癒、顯化和最高眞理之處。它形成了其他存有界；它是一切萬有的亞原子來源。它是創造原子的原子核心。它包含了創造生命的電子、質子和中子。這些粒子是所有生命的泉源。

透過第七界所有一切的創造者，即時療癒、即時責任和即時結果會被創造出來。當療癒從第七界完成時，統領著前六界的存在契約和條件我們就不必去履行。

每一界都被一層薄薄的面紗所分隔，這層面紗就像一個程序，存在於此星球上每個男人、女人和孩子的潛意識中。當我們上升到第七界時，我們將學習如何掀開這些面紗，如此一來我們就能意識到我們不是分離的，而是與所有界相連的。一旦心靈（在潛意識層面上）完成了這一大躍進（不是簡單地談論它，而是生活在其中），這一界就能受到影響而去創造顯化並療癒身體。這是人類歷史上第一次所有的存有界同時被打開。

理解第七存有界

要理解第七界，必須首先認識到，前六界的存在只是每一界的居民所創造的幻覺。純粹的眞相是第七界、是一切萬有，也就是移動、纏繞和交織一切存在的靈魂的創造者。我的一些學生把這種能量稱爲「聖靈」、另一些則稱之爲「源頭」，而我稱它爲「一切萬有」，即原子本身的純淨能量、質子的粒子。不管您怎麼稱呼，您與希塔腦波一起使用的純粹意圖，是獲得純粹之愛的能量的決定性因素。

有了第七界能量，您會有意識地意識到每一個選擇。您不會把時間浪費在一些瑣事上，比如戲劇化、混亂和破壞。沒有自我批判，問題就會改變。信念可以瞬間改變。一旦全然的理解這一界，您就獲得了創造的知識。

θ 當您使用第七界時，您需要明白這將立即增加您的顯化能力。因此，避免負面思想是很重要的，這樣您就不會顯化它們。

誓言、承諾和程序設定都能阻礙我們進入第七界，從而阻止我們深入理解此所有界。

爲了利用第七界空間，誓言或承諾需要被清理

這些是大多數人都沒有意識到的誓言：

- 我必須死亡才能與神連結。
- 我必須受苦才能和神在一起。
- 我必須死亡來證明我對神的愛，或者取悅神。
- 我必須受苦才能在靈性上成長。
- 我必須死亡才能在靈性上成長。

阻止我們使用第七存有界的程序

- 我恐懼擁有自己的力量。

替換成↓

「我明白擁有自己的力量是什麼感覺」或者「擁有自己的力量是安全的」。

- 我必須一個人才能去接近神。

替換成↓

「我可以忠誠於神，同時擁有一個伴侶。」或者「我可以愛一個人，也能成爲一個療癒師。」

•爲了接近神，我不得不犧牲自己的一種感官（比如眼睛和耳朵）。

替換成↓

「我完全與我的身體、思想和靈魂相協調，同時擁有我所有的感官。」

來自第七界的療癒

當療癒師連接到第七界並見證造物主的能量療癒時，療癒就完成了。就是這麼簡單。使用這一界的療癒師可以達成即時的療癒，儘管必須尊重個案的自由意志，而且他們的信念可能會阻礙療癒。然而，在這一界上，疾病可以簡單地轉化爲完美的健康。與其他界不同的是，療癒師會被其他界的頻率給耗盡，但在這一界就只是在愛中擁抱療癒師，同時將人類的振動改變到完美。

使用這種能量的療癒師會被提升到完美的健康狀態。他們可以使用所有的存有界，而不受任何其他界的誓言和承諾約束。他們將意識到如何控制自己的思想，並體驗即時的顯化，以清除將他們束縛在恐懼中的限制性信念。

有些療癒師害怕使用這一界，認爲他們要去見神的神，但造物主說，「您只是步入您與生俱來的權利，作爲一切萬有的一部分，沒有分離。」

10 第六存有界

第六存有界被稱爲「大虛空」。這一界就是法則。由法則來掌管我們的宇宙、我們的銀河系、我們的太陽系、地球、甚至我們自己，都是有規律可循的。法則支配著所有其他存有界。正因爲有了這些法則，每一界之間才有了想像中的分界線，儘管實際上是一起存在的。

法則有一種靈性的本質，一種有生命的、活動的意識。縱觀歷史，法則一直在引導著某些人們來讓人類的頻率提升。柏拉圖、亞里士多德、達芬奇、伽利略、牛頓、特斯拉、愛迪生和愛因斯坦都有這種天賦。例如，特斯拉引導了磁力法則和電學法則。

呼喚法則

在我第一次於客廳裡體驗到以大臉爲形式的法則之後的日子，我的好奇心被激起了，我決定嘗試一下。當我第一次與法則對話時，我很害怕，因爲我不知道那是什麼。我以爲我瘋了。爲了證明它是眞的，我決定讓它回來，這樣我就可以把它介紹給我的兩個朋友。當它出現在我和兩個朋友們面前時，其中一個朋友暈了過去，另一個則看到明亮的球體在房間裡移動。

我的好奇心更加強烈了。我決定對十七個人做個實驗，他們都是自願爲我辦公室多建一個房間的人。我們開始討論靈異現象，話題轉到法則上。儘管這些人之中仍有許多人對這種事情不夠開放，我還是決定呼喚法則，讓他們體驗一下。

當我這麼做的時候，這些法則就像一個個漂浮在房間裡的光球一樣出現了。當這種情況發生時，房間裡的大多數人都睡著了。然而，每個還醒著的人都看到了燈球，有個人想和它們說話。儘管他對於所有的球體都在跳來跳去並不是很高興，但因爲他是因果法則的粉絲，他要求因果法則進入這個存有界。

這個法則以巨大的力量進入我的身體。我感到一種難以置信的重量，彷彿我正在被慢慢地壓垮。法則開始用我的身體對仍然清醒的人們說話。我覺得自己脫離了這個過程，只是看著周圍發生的一切。

爲了測試法則，有人問它：「什麼是情緒？」然後法則開始掐我的脖子，讓他們知道它知道什麼是情緒。當我的好朋友馬克來救我時，我的臉都變得鐵青了。他命令法則離開我的身體。它確實離開了，我又開始深吸一口氣。

在我的空間裡有這樣的法則差點要了我的命。這就是我如何意識到可以把您的意識送到第六界，並與法則交談來學習知識，但是「召喚」一個或多個法則到這一界，不是一個好主意。

這些能量推動著宇宙，它們具有不可思議的力量，人體很難在其中充分利用法則的力量。所以永遠不要允許這些能量進入您的空間。您應該始終透過第七界來對這些靈說話。

來自第六界的療癒

任何時候，只要在療癒中使用音調、顏色、數字、磁性、神聖幾何學、地球的磁性柵格、占星術和命理學等，療癒師就會利用第六界的法則。有一些音調的知識，能完美地平衡身體並改變任何病毒的振動。第六界的理念是，「如果它壞了，就修復它。」

使用第六界的療癒師意識到他們生活在一個幻覺中，他們正在引導自己的幻覺。他們知道他們不再需要爲了進步而懲罰自己。在這一界上，善惡之爭被消除，取而代之的是純粹的眞理。

當您做希塔工作的時候，您會用到的是眞實法則，它會幫助您度過您的一生。

要啓動一條法則，您必須先去第七界。如果您想要錨定法則的能量以便運用它，您必須首先詢問法則的名字。這個名字是一個音調或振動，它將啓動法則。然後您等待能量、振動和信息來到您身邊。

在第六界上，我們學會進入了保存人們生活經歷信息的記錄大廳，我們可以透過保持適當的「希塔三角洲」狀態來創建我們進入大廳的紀錄。

第六界的渦旋

許多年前，當我第一次和蓋伊約會時，我開車去愛達荷州的羅伯茨看他。羅伯茨地區有其獨特的天氣模式，尤其是在冬天。當太陽溫暖了空氣，濕氣從斯內克河上升起，形成了有時厚到難以安全駕駛的濃霧；當氣溫突然下降時，霧就會流經河流附近的地區。對一個通靈者來說，這層迷霧是一個入口，很容易看到各種各樣的靈異幻象。

那整個區域像是一個怪異的地方，蓋伊當時居住之處更是如此。通往他家的路被命名為斯蒂博巷，是以他曾祖父的名字來命名的，他的曾祖父是第一個在這裡定居的人。傳說在巴塞特大路通往斯蒂博巷的入口處，有一座印第安人的墓地。該地區的人們曾看到穿著古裝的印第安人幽靈在斯蒂博巷的這一段路上行走。還有其他一些奇怪的景象，尤其是在蜿蜒的斯內克河上形成的薄霧中。某天晚上，我和蓋伊看到了一個奇怪的景象。

蓋伊講述了這個故事——

> 一九九七年冬天，我和維安娜剛剛認識，我們開始約會。我們住在不同地區的房子裡，只要有機會就會互相拜訪。我在農場工作，維安娜在做解讀，所以我們都很忙。我們會輪流拜訪對方，在某個羅伯茨地區特有的霧濛濛冬夜裡，輪到維安娜出來找我。

那天晚上很晚的時候，她不得不離開家去看她的女兒芭比，當時她的女兒已經懷孕了。我們正處在新戀情的萌芽階段，我想盡可能花時間和她待在一起，於是我陪她走到車旁。夜幕降臨了，隨之形成了一層濃霧。當我們走到她停車的地方時，我們看到兩列緩慢旋轉、大約三十英尺高的能量柱。它們看起來就像緩慢移動的珠光白色惡魔。其中一個離維安娜的車很近，她笑著走到漩渦中間，用手模仿著漩渦的轉動。走出來後，她向我解釋說這些是漩渦，也就是維度之間的入口。我對它們很好奇，但維安娜沒有時間進一步解釋。她跳上自己的車，在霧靄中緩緩駛向愛達荷。

她一到家就打電話給我，開始告訴我她對漩渦的了解。漩渦是一個有正有負的電離能量場，它在維度、空間和時間之間創造了一個開口。漩渦有許多不同的類型，有些是自然的，有些是通過思想形態或有時甚至是儀式創造的。

漩渦給了您創造巨大改變的機會，但它的能量只有在您處於一個良好的空間時才能使您受益。所以，在您體驗之前，確保您專注在自己身上；如果不是如此，漩渦將把您的能量拉向不同的方向。您可以佩戴諸如矽藻土或富拉玄武石等的護身符，這是脈輪平衡器和保護物，以幫助您保持專注在人生計劃和使命。

漩渦比我們意識到的還要更多，我們所有人或多或少都是自身的漩渦。

身體的神經系統可以感知甚至產生漩渦能量，這可能會帶出來別人的好或壞。療癒師應該是一個可控的漩渦，把一個人需要清理的一切都給帶出來；但是當他們的存在引起別人的問題時，這可能會是個挑戰。當一個人有壓倒性的負面信念系統時，重要的是他們的空間是透過第七存有界「一切萬有造物主」進入的。如果直觀者用第三眼進入個案的空間，則將觸發個案的信念程序。直觀者隨後將開始對這些信念作出反應，假設個案和療癒師有這些信念的共同點，並可能開始以他們對待人們的方式去執行這些信念，例如個案可能有一個覺得自己沒人關心、自己不重要的信念，而這些信念會讓自己變得不重要。除非療癒師進入狀態，否則他們可能會變得忙碌，而個案可能會感到被忽略。重要的是不要對某個人從負面信念中所產生的漩渦能量做出反應。

要想看到信念產生的漩渦能量，下指令：從第三眼直接「看到」一個人的空間，並觀察它在該人周圍旋轉和跳動的能量。這和觀察一個人的氣場很相似。

人們不受控制的漩渦能量會影響自己的行爲，也會影響周圍人們的行爲。靈通者身體的電脈衝（漩渦能量），會導致彩虹般的紫外線從身體的神經系統釋放，以各種方式影響身心靈。這顯化在不同方面。蜜蜂會被吸引到您身邊，電器會受到影響，您可能會看到神靈。爲了處理這些挑戰，下指令：平衡您的能量，所有圍繞您的幽靈能量都被送到神的光中。

11 第五存有界

當我的事業在一九九八年開始起飛時，我長時間的在工作，有時會因爲整天關在辦公室裡解讀而變得有點憂鬱。有一天，在難得的休息中，我滿懷渴望地望著窗外，想著所有我想做的事情和我想看的遙遠地方。我在兩次的解讀之間會有一小時的午休時間，所以我決定用另一種方式去那些地方——透過冥想來逃避一會兒。

我讓我的朋友克莉絲幫我做了一個水晶陣。水晶陣是一種引導圖像技術，旨在幫助人們想像用心靈的眼睛去其他地方和時間。我躺在我們旅行時會使用的按摩床上，克莉絲在我的身體周圍布置了一個網格狀的水晶陣。她把手放在我的頭上，她平靜而有節奏的聲音引導我進入宇宙，穿越時空。

突然之間，我進入了一個光的視野。我清楚地意識到，自己就像站在光裡面，我發現自己身處的地方，只能形容那是用深色拋光木頭所布置的法庭。排列在法庭周圍的是儀表堂堂的男男女女，他們似乎散發著光芒，其中一個走上前來對我說：「您遲到了，進來坐在前面吧！」

「哦，」我說，「對不起，我是在我在地球時的身體裡。我不知道該上法庭了。」

我對自己說出這番話感到驚訝，但這整個場景對我來說卻突然變得熟悉起來。我知道我以前來過這裡，我在另一個時代看過所有這些靈。更奇怪的是，我在一瞬間就明白了我爲什麼會在這裡。

其中一個靈護送我到法庭中央，去到辯護律師之處。在我右邊站著一位穿著灰色斗篷、留著長長白髮的高個子男人，當他看著我時，他的眼裡閃爍著喜悅的光芒。我知道那是奧丁神，我的老對手。他笑了，當他對我說話時，聲音聽起來很悅耳，就像音樂一般打動了我，如同人們第一次聽到觸及心弦的歌曲時一樣。

「所以，」他說，「我再一次看到您來是爲了人類發聲！有一陣子我以爲您不會出現。您會一直想方設法地救他們嗎？」

我沒有落入他那神奇嗓音所設下的圈套，也沒有理會他對我發出的輕快聲調。

「您的魔法對我沒用，奧丁。您知道我將一如既往地爲人類而戰！」

我們之間的玩笑是善意的，因爲，您知道，奧丁和我不是敵人——至少不是一般意義上的敵人。要讓我們來說的話，就是我們對人類有不同的看法……。您看，這些靈曾經是人類的看護者。在這個時間和地點，是由他們來決定是否應該允許人類作爲一個文明而繼續或者被摧毀，以及將人類的靈魂重新分配到其他地方。法庭上有些人贊成毀滅和更新，而另一些人則像我一樣——主張人類的延續、培育和教育。

法官敲了敲他的木槌，說道：「法院正在開庭！我們將聽到尊敬的奧丁神的論點（奧丁恭維的屈身點頭），他倡導破壞人類的現狀，從一開始就重建人類，並保留人類生命的最後種子，透過星空散播開來，重新開始清除一切邪惡。而人類的擁護者、一如既往地是尊敬的女神代表，她反對摧毀全人類。」

我低下頭說：「再一次地，這是我的榮幸，法官大人。」

「我們首先將聽到奧丁神關於毀滅全人類的言論。開始。」

奧丁笑了笑，開始說話，他的聲音充滿誘惑與說服力。他攤開雙手，向觀眾示意。

「法官，尊敬的揚升大師和至高的天使們！我們再次聚集在這裡，來評判人類的是非曲直。我認為摧毀人類是我們能採取的唯一辦法。我只需要讓您注意到目前為止的歷史就行了。」

接著，有一個漩渦在法庭中心打開，人類的歷史開始在一個3D全息圖❶中展開。

「看看他們！從農業誕生之初，我們就看到了戰爭的開端。人類對財富、權力和資源的貪欲是永遠無法滿足的。我們已經看到，在短短一萬年的時間裡，他們是如何一次又一次地把最能養活他們的土地啃得乾乾淨淨。看看他們是如何為了貪婪和自我榮耀而彼此製造了戰爭的實像。他們肆意破壞整個生態系統和成千上萬的物種！他們奴役其他物種作為食物和馱獸。為什麼他們甚至互相奴役！看吧！我的神仙夥伴們，他們爲何允許他們之中的某些人成爲國王和王后，因爲他們太懶了，無法統理自己。看看這些早期的人們是如何從天眞墮落到創造了能控制火的石器時代。這是事情眞正失去平衡的時候。隨著他們力量的增長和技術的發展，他們的魔爪開始毒害人們的思想，他們渴望支配周圍的環境，讓地球上的每一個生物服從人類的意志。

「聽！這還不是最糟糕的事情，因爲還有更微妙的罪惡。您們每個人都知道，我們作爲天神的使命之一，就是要不時地把神聖的知識帶給人類，用哲學和宗教的方式將神聖啓示帶給男男女女，用儀式和象徵主義來豐富和刺激這些可憐生物的心靈。您們每個人都知道您們這麼麻煩的付出是如何得到回報的。請給我舉出一種哲學、一種宗教、一種魔法傳統，是在被賦予的純淨中還能保有原有的純淨！請告訴我，一種就好！」

奧丁熾熱的眼睛和充滿魔力的聲音像衝擊波一樣穿透了觀眾。

「在我擔任法院使者的期間，我從來沒有在人類的史冊上看到任何神聖知識沒有被扭曲、添加、改變和濫用的例子，以至於最初神性的相似之處都被徹底毀滅。我要求您們之中哪怕有

❶ 全息圖是一種三維圖像，與傳統照片有很大的區別。傳統照片呈現的是真實的物理圖像，而全息圖則包含了被記錄物體的尺寸、形狀、亮度和對比度等信息。這些信息儲存在一個很微小但卻很複雜的干涉模式中。這個干涉模式是由激光產生的。

人可以舉出一個沒有喪失純潔和天眞的例子都好！哦，以免我們忘記過去四千年裡不斷升級的戰爭和交戰雙方對無辜人民的大規模屠殺……！我必須承認，對我來說，戰爭曾經有一個目的，就是減少這種危險而暴力的物種數量。但是，正如我們所看到的，即使是戰爭中犧牲生命的速度，也趕不及現在地球上數十億的人口爆增。我還需要提到謀殺、亂倫、強姦、虐待兒童、濫用藥物和腐敗等罪行嗎？我還需要提到飢餓人口和種族滅絕嗎？庭上眞的想讓我繼續嗎？我相信我已經表明了我的觀點，並且清楚地表述了我的論點，我要毀滅和重新播種人類，讓人類重新開始，重新煥發生機，不再被所有人心中的邪惡所玷污。」

說完，奧丁轉向我，對我露出溫暖的微笑，說：「輪到您了。」

全息圖消失了。

法官說：「我們現在將聽取母神代表的陳述。」

從我的內心，我能感覺到那座建築的能量。我舉起胳膊越過頭頂，好像手裡拿著什麼東西似的。我的手開始發出跳動的光。光線開始逐漸增強，直到房間裡所有人都被我手拿東西的光芒給模糊了雙眼。剎那間，我抱著一個漂亮的小嬰兒。房間裡發出珍珠般的冷光，我能聽到自己用一種堅強的聲音在說話，這種聲音在整個法庭裡迴盪。「那這個呢？」我一邊說、一邊指著那個閃閃發光的嬰兒讓大家看，並且轉過身來，與大會上每個人對視，「在我手裡的是純眞的精髓！」

小嬰兒笑了起來，聲音就像小銀鈴般地叮噹作響。充滿純潔氣息的笑聲迴盪整個房間，觸動了法庭上每個人的心靈。

我對會眾說，「看吶，太完美了！我相信我們每個人都應該用每一次祈禱來捍衛人類！」法庭上的大家沉默了很長一段時間，直到法官敲下他的小木槌，「案件駁回！」他說，「人類將一如既往地繼續下去。您還有自己的時間表。按計劃進行。」

在那一刻，我意識到，在短暫的時間裡，我是人類眾多辯護律師中的一員，我代表著拯救世界數以百萬計的積極希望。我相信，所有療癒師的內心都希望堅持這一責任。

接著，我被帶出法庭，回到過去，回到一切開始的時候，回到我們這個第五界存有同意承擔起責任來照看我們孩子、人類的時候……。

大師之子

爲了解釋我們是誰、爲什麼在這個星球上以及如何與所有界相聯繫，我們將從這個簡單的輪廓開始。

我們的靈魂開始在第五界成爲能量的核心，就像大師們的孩子一樣。第五界的大師是已經學會操縱時間、物質和亞原子粒子的開悟者。當我們出生在第五界時，我們有很強的創造能力。但是，就像所有的孩子一樣，我們必須在使用這些能力時學會正確的識別力。因此，作爲擁有純粹能量的孩子，我們會被送進一個超越空間和時間的巨大旅程，離開第五界去到第四界，也就是靈性世界。在這裡，根據我們的能力，我們會受到教導、滋養與愛，以及被分配到不同任務。

首先，我們被送至「第一界」來完全理解它，以學習礦物界的分子結構和無機物質的構成要素。一旦我們吸收了這些知識，便將返回第四界報告。我們學到的一切都會被記錄下來。然後，我們被送到第二界，進入植物的領域去研究它們；接著，我們一樣返回第四界去報告這些經驗。實際上，被某些人視爲仙子的，可能就是這些年輕的靈。

一旦我們精通了這兩界，我們就會被送到第三界，去學習有關肉體和血肉之軀的知識。在凡人的身體裡，我們學會了做決定，並從物質的挑戰中創造。

我們從物質層面上學習去克服身體並控制思想，並有機會認識到我們是由一切萬有所組成的。我們學習透過一切萬有去轉換想法來創造一切，從物質世界中投射思想，並重新獲得共同創造者的地位。有句老話說：「我思故我在」，我想說的是：「我思故我在，所以我是一切萬有的一部分。」或者「我在，所以我思故我在。」

第三界也是克服失衡的信念系統之處。這是我們到第三界的原因之一。

釋放這些信念的最佳理由，是它們可以在這一界被顯化。例如，如果我眞的相信某件事，那麼我就會吸引它來到我的身邊。這是因爲潛意識是由最普遍的思想所控制。這種思想的信號是向外投射的，世界也會依此對待我們。所以，舉例來說，某個人可能會帶著「我很強大，我將接受您的懲罰」的信念來到這個化身，然後一輩子爲別人承擔懲罰。

可悲的是，我們可能對這種信念感到很舒服，以至於我們可能不知道自己擁有它，或者它功能失衡。某些最具自我毀滅的信念就像披著羊皮的狼，藏在我們的眼皮底下。

學習的循環會繼續，直到我們精通了第三界，才有機會回到第五界。每個揚升到第五界的人都能做出令人驚奇的事情，因爲他們已經學會了自己的靈性本質並沒有與造物主分離，已經學會如何恢復身體、精神、情緒和靈性的活力。

當我們完成了這個學習過程，我們就可以在第五界上與我們的靈性父母一起成爲大師，以控制力和正確洞察力來創造。父母本身仍在進化、學習使用和精通第七界，直到他們達到最高的揚升過程，成爲第六界的一部分。

第三界的存在實際上是爲了讓父母可以看到孩子的進步。直到最近，他們才被允許這樣做。現在他們被允許參與。現在正在發生的是——揚升大師們正來到第三界，幫助他們的孩子拯救人類。

在此情況中，揚升大師來到地球，以孩童的身份出生。在子宮裡的孩子天生就有無限的純眞和純潔，因爲他是如此接近造物主。只有通過這種純淨，大師才有可能在肉體中居住很長一段時間。大師在一種自我降服的行爲中，濃縮了自己的巨大能量並降低了自身的振動以棲息在胚胎中。當孩子成長爲成年人時，大師會慢慢揚升到其眞實本性的高頻率。這是在第三和第五界之間建立關係的一種方式。

有些第五界的靈擁有如此巨大的能量，以至於他們需要不止一個人的身體來涵蓋這樣的能量，因此需要存在於許多人身上（指的是靈魂是如此壯大，需要透過不同時空不同經歷來獲得經驗，因此靈魂身上不會只有經驗過一個人身）。

然而，居住在人的身體裡可能有些缺點，因爲一旦大師成爲新生的孩子，他在前一個化身中的記憶有時會被壓制。大多數來這界執行任務的大師並沒有立即記住他們是誰。隨著他們的成長，他們感到自己擁有得太多，但卻很難記起那是什麼。隨著時間推移，他們會記得自己是誰、是什麼。我稱他們爲「彩虹小孩」。

在某個時刻，他們確實記得自己的使命：

1. 他們必須重新學習如何使用第七界並清除自己的限制，然後教導這個過程。
2. 他們必須教學生如何在自己的思想中有紀律，如何利用一切。

一旦大師的記憶開始恢復，將首次意識到他們不屬於這裡。他們會有奇怪的感覺，比如「我在錯誤的家庭，總有一天正確的家人會找到我」或者「我在錯誤的星球」。他們渴望的是他們的靈魂家庭，他們開始在所遇見的人身上尋找這些靈性存在的化身。在很多情況下，他們會遇到某個人，並認得對方是這個有使命家庭的一員，也是來執行任務的。他們對靈魂家族的辨識度是強大的，記憶將會回來提醒他們，他們曾經是高頻率的靈性家族。

在某些情況下，這些感情和記憶會使兩個人結合。但這就像兄弟姐妹在不知情的情況下結了婚。靈魂家族和靈魂伴侶之間是有區別的。靈魂家族聚在一起做造物主的工作，他們轉世住在這一界的家庭。另一方面，靈魂伴侶則是一直處在跨越時間和許多存有界的激情熱愛中。

希塔療癒正在聚集靈魂家族一起做造物主的工作，旨在讓家族成員們重新聚集在一起。

在這個世界正在上演的存有場景，也同樣正在其他文明的星系中發生，以作爲在那些地方教導我們靈魂家族分支的一種方式。

當我們在第三界上對自己和環境有更多的認識時，第三界的幻象就會消失。這並不意味著我們正在將世界創造爲供我們玩耍的全息圖，僅僅只是我們身在全息圖中。在靈魂層面上，我們都認識此一幻覺並生活在其中，儘管被我們的信念系統隔開了。我們在此要學習的主要課程，就是尊重自己和他人。

來自第五界的療癒

引導天使和先知並將靈魂帶來進行心靈手術的人們，正在進入這個存有界。使用這種能量的療癒者受到第五界的「規則」所束縛，並將經常以犧牲自己能量的方式來療癒。

在這一界的較低層面，小我仍然存在。爲了使用這一界，負面信念如：「我必須受到懲罰」、「療癒自己是自私的」和「我必須一直與邪惡作鬥爭」，應該被清理（更多的信念寫在《希塔療癒》一書中）。例如，如果您有「我必須與邪惡作戰」的信念，您就有可能爲了與邪惡作戰而吸引到邪惡能量。這個信念應該換成「我不受邪惡的影響」，這並不是說世界上沒有邪惡，只是說如果您有這個信念，您就不會吸引邪惡到您的生命。其他信念下載包括：

- 我向來是安全的。
- 我知道安全的感覺是什麼。
- 我知道如何在沒有憤怒的情況下生活。
- 我知道如何帶著信心生活。
- 我知道造物主對信心的定義。
- 我知道如何在沒有恐懼的情況下生活。

確保您沒有做出任何承諾，您必須獨自一人才能成爲療癒師，或者您必須用您的某個感官來獲得力量，或者您有任何在其他地方或時間的誓言或承諾（請見寫在《希塔療癒》裡的完整列表）。有些人有這樣的信念：認爲您不能保護自己，或者您必須允許別人來控制您；這些信念都應該被拔除及取代。

正如在《希塔療癒》中所解釋的，當療癒者試圖進入第五界時，首先要進入第三界的邊界，例如「我是凡人」或「我有限制」的程序。重要的是要記住，這些邊界只是爲了讓我們移動到它們上面，以回到第五界。

還要記住，如果您是在第五界意識中工作，您的小我可能會干擾您的判斷。您會拒絕尋找不正確的可能性，也不會爲自己挖掘。對此要保持警惕。

第五界的靈可以作爲人類和一切萬有造物主之間的媒介，但也要警惕這些存有無意中把自己的觀點插入在信息中，這可能會帶來困惑。人們應該從這一界學習，而不是沉浸在正義與邪惡的戰鬥中，或者被這一界上的人的觀點所束縛。

每一界都有其版本的眞相，但第七界是最高的眞相。因此，當您從第五界靈收到信息時，走上去與「一切萬有」的造物主核實信息。在第七界，所有的信息對請求者而言都是被允許的，而造物主將永遠幫助您。

靈性攻擊，負面影響

您是否曾被靈性攻擊過？如果您不受這些影響呢？靈魂、負面的思想、邪惡的能量——如果這些東西從您的生活中消失了呢？

做了很多療癒和心理工作的人可能會受到這些影響。療癒者和來訪者都能被束縛在某個特定的存有界上，並在療癒中僅使用該界的能量。療癒者廣泛使用的存有界之一是第五界、是戰鬥界，在持續衝突中的善惡對抗。這個衝突與第三界有關，並在第三界上演。但是如果不需要這樣的衝突，您就可以進入這一界呢？如果您能充分用無條件的愛進入，並得到保護、強壯、健康、處於萬物的中心，您會怎樣？如果另一個人的憤怒不會影響到您，因爲您可以直觀地看到他們來自哪裡，並可以用這種理解來化解他們的憤怒，該怎麼辦？這是您想去的地方嗎？這些能量在第七界。

天使的保護和指引

在如何使用第五界能量的練習裡，您可以派遣一個天使來保護和引導另一個人。如果從第七界出發，天使將簡單地保護這個人，而不會捲入善與惡的戲劇中。

指派守護天使的過程

1. 集中意念到心輪，想像自己與大地之母連結，是「一切萬有」的一部分。

2. 想像能量從您的腳底向上湧現，打開身體各處脈輪直至頂輪，並在頭頂出現一個您身置其中的美麗光球，一直往宇宙移動。
3. 超出宇宙、越過白色的光、越過暗色的光、再越過白色的光，越過果凍狀的物質（我們稱之為法則），進入似珍珠光澤的白光之中，進入第七存有界。
4. 收集無條件的愛並向造物主下指令：**一切萬有的造物主，我現在下指令請守護天使保護這個人。謝謝，完成了。完成了。完成了。**
5. 見證守護天使進入該人的空間來保護他。
6. 該過程完成後，立即沖洗乾淨並回到自己的空間。進入地球，通過所有脈輪將地球能量向上拉至頂輪。
7. 進行能量切割。

12 第四存有界

當我開始第一次專業的解讀時，我開始做了願景夢，有睡著的，也有醒著的，而且越來越密集。回想起來，我相信這些是進入七界的啓蒙夢。每一個景像都引導著我去探索七界，也都指引著我去感知與某個特定界相關的細微差別。其中一些發生在我靠近水的時候。我認爲這是因爲水是電能的良導體。當我在浴缸裡泡著溫水澡、在漫長一天的解讀後放鬆時，似乎經常會出現一個幻想的入口。

這些早期幻想經歷中最強烈、最痛苦的經歷，教會了我最重要的一課。第一部分是在我睡覺時做的一個夢。

我發現自己身處亞利桑那州的沙漠山脈中。那是一個夜晚，我坐在營火旁，營火在黑暗中熊熊燃燒著。景像是如此眞實，我的皮膚感覺到因爲風帶來的火燄熱度。

我的對面坐著一個印第安人。從他那裡散發出來的能量使我感到緊張不安。他看起來很奇怪。他的頭髮捲來扭去、亂蓬蓬的，頭上裝飾的羽毛朝向四面八方，好像是打了個髮髻。他的臉一邊被塗成黑色，另一邊被塗成白色。他坐著一動不動地盯著我看了一會兒，然後突然站起來圍著爐火唱歌跳舞。當他跳舞時，開始發出奇怪的動物般聲音。我目瞪口呆地坐著，動彈不得地看著原始的舞蹈。

接著他開始用一種古老的印第安語言講話。我不知道是怎麼回事，但我總算能理解他了。他說：「今天，如果您想要有變身者的力量，我可以給您。但您必須遵守某些規則。」

不等我回答，他就從身邊拿起一把黑曜石製的斧子，朝我砍來。他飛快地揮動著斧頭、在他頭頂上劃出一道閃光弧線。我不夠快，無法躲避他像閃電般的動作，當我站起來時斧頭擊中了我。我覺得斧頭深深地刺痛了我，從上到下切開了我的胸部、打開了我的胸骨。從我身上這個張開的傷口裡，我變成了一隻美麗的金鷹，就好像我是從一個蛋裡蹦出來似的。

現在，我以老鷹的形態展開翅膀，想要逃脫。但我還沒來得及升到空中，那個印第安人就對我尖叫起來：「看！」他用斧頭砍著老鷹的胸膛。有一隻美洲獅從這個敞開的傷口裡出來了。

我變成了美洲獅，用爪子亂抓著自己的身體，對著那個人咆哮。他又對我尖叫：「看！」接著又以不可思議的速度向我砍來。我無法逃脫，只能無助地看著他劈開我所變成的美洲獅胸膛。從這個傷口裡飛出了一隻尖叫的獵鷹。

我仍然沒有逃脫的機會。那個人又對我尖叫起來：「看！」然後切開了我所變成的那個形狀。從敞開的傷口裡出來一隻巨大的綜合了黑色、棕色和灰色的母狼。

最後，就是這種感覺。狼就是我，我就是那隻狼。我有一種陌生的熟悉感，就好像我以前已經變成狼很多次了。我感到了只有野生動物才有的自由和激情。剎那間，我想起了我在夢中與狼一起奔跑的所有時光，想起了我前世經歷過的所有生活。突然，我想起了我這輩子患癌症的痛苦經歷。當我回想起那段時光時，強烈的疼痛又回到了我的腦海，就像肉食性動物的牙齒在撕咬著我那樣久遠遺傳下來的記憶。疼痛常常變得如此強烈，以至於我不得不進行星體旅行來離開我的身體，在蒙大拿山區與狼群一起奔跑。起初，我以人類的形態和牠們一起奔跑，但過了一會兒，我就會跳進狼群裡，成爲狼群的一員。當我帶著這群狼奔跑的時候，我就會去尋找在蒙大拿的我的男人。

當我以四條腿的姿態站在印第安人面前時，這一切都在一瞬間浮現在我的腦海裡，我變成了一隻巨大的母灰狼，用仍然是人類的綠色眼睛目不轉睛地盯著他。

他對我說：「變身者的規矩是：六年之內不可剪頭髮。三年以後，我還會再來指導您。六年之內您將學會掌握變身者的力量。您必須聽從我的指示，否則您會迷失的。」

當我從夢中醒來時，我的胸骨摸起來很痛。兩三天之後，我和蓋伊發生了嚴重的車禍，在我被猛烈地向前拋去時，安全帶壓斷了我的胸骨。

當我痊癒後，這個夢開始纏著我，它和車禍之間似乎有某種聯繫，但我不知道那是什麼。

我知道我正在經歷一個「小死亡」的過程，一個成為變身者的啓蒙過程，最終可能會以「我被殺了」來掌握力量而告終。所以我做的第一件事就是剪頭髮，因為那是那個男人告訴我不該做的事。

我覺得我去剪頭髮純粹是一種挑釁行為。

我已經開始注意到許多靈通者只專注於一個特定的界以及其規則，並開始透過這些視覺經驗意識到，應該有一個一切萬有的能量，可以讓您利用來使事情發生，而不必遵循不同的維度和化身的特定規則。我已經從第七界中得到了啓示，並經由第六界的法則向我解釋，所以我開始質疑這些不同存有界能量的規則，以及我如何能超越它們。

從第一個夢到現在已經六年了，我在浴缸裡放鬆了一整天的疲累。我閉了一會兒眼睛，突然間，我又一次進入了亞利桑那州那片山區的視野。同樣的火焰升上天空，吞噬了黑暗。他就在那兒，那個儀表堂堂的印第安人，在火的另一邊，透過火焰盯著我，他的臉上塗著油彩，頭髮也很奇怪。

他用著我不知為何能聽懂的老方言對我說：「您已經獲得了成為變身者的權利。我要把變身術的秘密教給您，您也會記得所有一切。」

就在此時，我記得我凝視著他許久，說：「不，謝謝您。我不選擇跟隨您，也不選擇向您學習。我只選擇追隨一切萬有的造物主。」

他似乎很生氣地說：「可是您看，我可以給您這種力量，讓您選擇如何使用。這是偉大而神奇的力量！拿去吧，這是您的！」

「眞的，您提供的這個東西很好，」我告訴他，「但那眞實奇妙的能力，就是一切萬有的造物主。我不需要接受您的禮物。是造物主掌握了這份禮物。通過造物主，我可以自己創造它。謝謝您，請離開吧。」

那個人似乎無可奈何地低下了頭。一片寂靜籠罩著這景象，甚至連爐火的劈啪聲也靜了下來。我周圍變得一片寂靜。寂靜之中，我突然聽到有個聲音從四面八方傳來，說著：「您通過了考試。您的啓蒙完成了。您做得很好，我的孩子。」

印第安人用他那雙凶狠的、充滿靈魂的眼睛看著我說：「這才是正確的答案。恭喜您。」

我在浴缸裡清醒過來，意識到在我身上發生了一些重要的事情，但接下來發生的事情確實意義深遠。

當我躺在溫暖的水中時，有一種神聖的存在向我走來，我被指引著將我的意識提升到我以前一直去到的地方。我按照我被指引的去做，並讓我的意識「上去尋找神」（當時我並不知道，但這是寫給我在第五界的天父的）。當我沐浴在神聖的存在之中時，我天父的不可思議精華對我說：「時間到了。跟我上到第七界去。」

我被搞糊塗了。我以爲這裡就是第七界，是造物主。畢竟，這裡是那麼神聖，那麼寧靜，那麼美麗。我在這裡療癒過很多次。怎麼可能有超越它的地方呢？

感知到我的困惑，我的天父解釋道，「直到這一刻，您只是接通到存在的第七界去做您的療癒。來吧，我會帶您去那一界，您就能在那裡眞實地體驗它，而不會與它分離。」

我被這一切給弄糊塗了。我向法則尋求了很多答案，我害怕去到一個超越法則的地方。我害怕我會變成純粹的光或能量，並從我的身體中釋放出來。我很害怕蓋伊會走進來，發現除了我的衣服和一個裝滿水的浴缸之外，什麼都沒留下。

我把恐懼告訴了天父。他開始安慰我，告訴我一切都會安好的。是的，他告訴我，我會改變，但我不會成為純粹的光，因為我已經是神的一部分，是創造的一部分。

我相信我的天父，決定向前邁出下一步。我想像自己越過了法則。我穿過一層膠凍狀的物質，想像自己正在上升，直到抵達創造的地方，那是一切萬有的創造能量。

在那一刻，我意識到我從未與神分離。我意識到，我的人類身心所感知到的幻覺，是一切萬有能量的一部分。我意識到我們都是這一切的一部分。沒有分離。

從那時起，療癒變得更加有效。然而，與此同時，我內心發生了一件奇怪的事情：我不再覺得我必須改變每個人。我可以超然地看著人們過自己的生活以及完成他們的學習過程。在那之前，我嘗試過用任何一界來糾正人們的問題。我會努力讓他們專注於去我認為正確的地方。

我現在意識到一切萬有造物主能量就在我們周圍，我找到了一種方法來拉下分離的面紗。通過簡單的觀察，我發現了一種從不同角度觀察人類的方法。

沒有任何書籍告訴我這一切萬有的能量。哲學是一件好事，但它會變得過於理想化，會迷失在各種想法中。我所收到的信息把一個理想主義的想法變成了現實，那是您可以在現實世界中隨意使用的實像。這就是DNA3的起源。DNA3是一種隨意創造的能力。

當我和印第安人一起通過第四界啓蒙時，那是我最後的屏障。這種啓蒙打開了一個新的意識水平。

存有界從一到七編號著，但是這些存有界可以在任何時間、任何層面提升，取決於您的靈性發展和振動。存有界被編號的唯一原因，是爲了給大腦足夠的糖果去理解它們。我自己以一種迂迴的方式經歷了七界的啓蒙：首先進入了存在的第一界，然後被引導到第五界，接著是第六界，再來是第二界，最後是第四界——於是我被引導到今天的位置。

進入每一界的起始並不一定是死亡之門的啓蒙，也不涉及您必須死亡才能進步的規定。訣竅是：首先通過第七界去發現啓蒙是什麼，並透過一切萬有的造物主來體驗它們。對我來說，第四界的教訓是不要被頭腦的糖果所吸引，而要專注於一切萬有造物主第七界的本質。

從那一天起，我開始用比過往任何時候都更專注的方式來教授存在的七界。在那一天，我得到了一種專注思維的方法，讓我找到正確的地方去提問，去創造療癒；到一個沒有意見，只有眞理的地方去。透過這次啓蒙，我才能夠找到通往一切萬有造物主的路徑。

此後，我對神之本質的看法開始發生根本的變化。例如，以「神」這個詞為例，想想圍繞著這個詞的信念系統，對許多人來說，似乎引發了有關人類是否值得與神聯繫的問題。我發現有些人很難上升到造物主存在的七界，主要是因為他們對「神」這個詞的感知。為了應對這一挑戰，下指令過程被永久性地更改為：「父、母、神、一切萬有的造物主，這是指令……。」

隨著教導的擴展和希塔療癒感動了更多的人，我看到有些人會始終如一地連接到一切萬有的造物主，而也有些人會在過程中迷失。我知道我必須找到一種方法，讓每個人都能在不受小我和束縛自己之信念的干擾之下，連接到最高的層面。為了滿足這種需求，我開始更深入地解釋存在的七界。一條往一切萬有造物主的概念性路徑已經形成。

靈魂國度

第四界是我們學習掌握靈魂的層面，或我們所知是創造靈魂的層面；是介於生與死之間的地方，是通向死後世界的大門。當我們死亡時，我們以碳為基礎的身體就被安放休息，但是我們的ATP（三磷酸腺苷）則前進到存有的第四界。從第四界開始，有一些靈魂將選擇作為靈魂而留下，有一些將選擇再次轉世，而其他的則將移動到其他界。

身為靈魂，我們仍然擁有本質，仍然能夠感知、聽到、品嘗和觸摸。當然，這些感覺在第四界和第三界所體驗到的不同，但是相似。在第四界，我們可以感受到空氣的流動，可以感受到新鮮出爐麵包的味道。我們的感官感受實際上比第三界更佳。新的顏色對我們來說變得明顯，也可以聽到新的事物。

在第四界，我們仍然要吃，仍然要給自己營養。這個世界只是一個更高振動的世界，那裡的分子比第三界上移動得更快。沒有一界是真正的「固體」——它們都是能量、振動和光的不同組合。

許多高度進化的指導靈來自第四界。這是第五界的孩子們第一次學習創造的地方。

來自第四界的療癒

第四界提供了與靈性祖先接觸的通道。薩滿和藥師經常使用其祖先和其他靈來幫助他們療癒，以及使用祖先的智慧和他們所建議的療癒或草藥。透過這種方式，薩滿和藥師們在第二界、第三界和第四界之間建立了「方程式」（一個方程式同時使用於多個存有界）。

然而，了解此界特定療癒能量的療癒者，卻受到存在於這裡的意識義務所限制。簡要回顧：

1. 使用第四界療癒的人相信療癒者不能治癒自己。這是一個用一件事換另一件事的存有界，也就是要把一個人的病加在自己身上，然後擺脫它。

2. 連接到第四界能量的療癒者在療癒後接受金錢，是錯誤的信念——只能接受禮物。
3. 這一界像其他界一樣，是通過啓蒙來教導的。在這一界上有些信念說，人們必須接近死亡、甚至死亡，才能學到更多——要精通此界，必須與死亡共舞，否則就會死於啓蒙的「小死亡」。
4. 這一界的啓蒙是「自我犧牲」。這個觀點是，我們必須努力學習，去克服我們祖先的信念、克服物質世界和與它有關的信念。
5. 第四（和第五）界的靈魂可能會誤導人們，往往會讓療癒者相信自己比其他人更特別。人們可以從這一界得到一種錯覺的能量感。
6. 仍有第四界承諾的療癒者認爲他們無法爲自己療癒。這也是第五界的判據。

能量測試：

- 我必須受苦地學習。
- 我用困難的方式學習。
- 我是要來受苦的。
- 我越受苦，就越接近神。
- 我必須通過死亡之門或者死亡了，才能在靈性上成長。

替換爲：

- 我不必受苦地學習。
- 我向造物主學習。
- 我輕鬆自由地學習。
- 我從造物主那裡知道奉獻的定義。
- 我總是連結一切萬有的造物主。
- 透過一切萬有造物主，我在靈性上成長。

靈魂和祖先、幽靈

幽靈

在這一界上，我們學會如何將不受控制的能量或幽靈送到神的光中。您會記得，「幽靈」是暫時被困在第三和第四界之間、害怕走向光的靈魂。它們可能是根本不相信光的靈魂，或者是自殺或因其他創痛而死亡的靈魂，或者是害怕走向光的靈魂（因爲害怕自己會成爲光）。它們可以透過一個簡單練習，被發送到造物主的光。回顧一下：

將幽靈送到光的過程

1. 將注意力集中在心輪，想像進入大地之母，那是一切萬有的一部分。
2. 想像能量通過您的腳而提升，打開每個脈輪到頂輪。在一個美麗的光球裡，走向宇宙。
3. 超越宇宙，超越白光，超越黑光，超越白光，超越果凍般的物質，那就是法則，進入珍珠般的白光，進入存在的第七界。
4. 下指令：**「一切萬有的造物主，下指令，所有圍繞在〇〇〇（個案名字）的幽靈被送到神的光去轉化。謝謝！完成了。完成了。完成了。」**
5. 移到個案的頂輪上。見證幽靈藉由您或個案與造物主之間的連結，而被送進造物主的光中。確保您跟隨他們一直到達造物主之光，因為他們會試圖逃跑。
6. 一旦結束這個過程，就把自己沖洗乾淨，放回到您自己的空間。進入地球，讓地球能量通過您所有的脈輪提升到您的頂輪，做能量切割。

連結您的祖先

使用第四界時，有一件事是有用的，就是連結到您的祖先或您個案的祖先。當您代表個案做這件事時，他們很可能會有與亡者有關的未完成信念，此過程將幫助他們完成這些信念。過程之中，您將下指令讓個案以前認識的人來並照訪個案。詢問個案想要交談的亡者姓名，並呼喚亡者的靈魂。您將成為靈魂的代言人，但不允許它進入您的身體。

請記住，在這一界的靈魂不一定是開悟的靈，它們將以與活著時相同的面貌來到您身邊，它們甚至會保留一些身體特徵，比如性吸引力和許多其他的熱情。所以建議個案去連結他們喜歡的人。

您也可以和死去的動物說話。相信您腦海中最先出現的想法和聲音。

做這個練習的其他原因是讓您知道您可以和祖先的靈魂或朋友交談，讓您感受不同的維度是什麼樣的。這向您顯示了這些層次與造物主之間的不同，以及相對於您自己或他人思想形態，神聖的思想是什麼感覺。

連結到祖先的過程

在開始這個練習之前，請求允許以看見此人的祖先靈魂並與之交談。詢問靈魂的名字。

1. 扎根並專注在您自己。
2. 集中注意力在心輪，想像進入大地之母，那是一切萬有的一部分。想像能量通過您的腳來提升，打開每個脈輪到頂輪。在一個美麗的光球裡，走向宇宙。

3. 超越宇宙，超越白光，超越黑光，超越白光，超越果凍般的物質，那就是法則，進入珍珠燦爛的白光，進入存在的第七界

4. 收集無條件的愛，下指令：**「造物主，下指令看到和與〇〇〇（靈的名字）交談。謝謝！完成了。完成了。完成了。」**

5. 直接走到對方的空間，往他們的肩膀看去。召喚祖先的靈魂或動物的靈魂，等待他們出現。

6. 您可能會看到光球。詢問靈個案的提問，並與個案分享所得到的回答。相信您腦海中出現的第一個想法。

7. 當您完成後，沖洗自己，把自己放回您的空間，做能量切割。

13 第三存有界

這是我們日常現實生活的存有界。在某種程度上，我們創造它是爲了讓自己能夠學習。在這個存有界上，我們有以下的挑戰：被情緒、本能欲望、激情以及存在於人體中的眞實感所控制。我們的意識大多停留在這一界，雖然我們與所有存有界都有很深的連結。

在創造我們自己實像的過程中，我們在第三界創造了讓我們能在這一界生活的程序、思想形式和集體意識，而這意味著我們生理、心理和靈性的某些可能性被阻礙了。爲了掙脫束縛我們的枷鎖，我們必須把注意力集中在生活的喜樂上，而不是恐懼、憤怒和仇恨。既然小我存在於第三界，我們就必須學習如何控制自己的負面小我。我們如何平衡情緒將決定我們如何能夠妥善地突破第三界的束縛，自由地透過所有其他界來創造健康，並在現實中顯化其他改變。

我們常常忘記我們在這裡是爲了體驗喜樂，爲了呼吸，爲了以這種美妙的方式生活。我們的肺每一次呼吸新鮮空氣時都值得慶祝。我們是否應該停下來感受一下這個慶典？我們應該提醒自己：這是一個美妙的存有界。身體裡的細胞非常努力地工作，給了我們如此的生活體驗。

肝臟和其他器官正在加班加點地工作，以使我們能活在這裡。既然身體不停的運作來使我們保持健康、享受第三界的快樂，那麼爲了慶祝身體健康，有規律的鍛鍊是很重要的。

我們以靈性存在的方式在此學習，有些人仍然從痛苦和苦難之中學習。這是我們在第三界的靈性挑戰之一：在沒有痛苦的情況下，透過喜樂來學習。我們有責任接受此事實：人體是適合居住的美妙地方。

人類其實是活生生的奇蹟！我們學會操縱身體，使用大腦，控制四肢，交流想法，並根據我們的思想、觀念和夢想採取行動。這是想像力、解決問題、戰鬥或逃跑的存有界。

住在所有的存有界上

您或許認爲您活在第三界，但實際上是同時活在存有的七界中。先前已經解釋過，第三界的人類是第五界的孩子，生存在第三界的某些人會有意識地回憶起這一點。事實上，許多宗教都有此看法。這就解釋了爲什麼我們會相信自己是「神的孩子」，因爲我們在第五界上有一個稱爲神的天父天母，但我們仍然與一切萬有連結。

我們的靈性父母給我們勇氣、慈悲和建議。我們每個人都有這些不可思議的指導靈存在，帶領我們走上開悟的道路。他們是來自第五界的揚升大師。要遇見您們的靈性父母，最好是透過第七界一切萬有的造物主。這是因爲一旦您在造物主的本質中被淨化，您將更容易與他們清晰地溝通。

請記住，現在地球上有許多人實際上是來自第五界的大師，他們來這裡幫助他們的第三界學生/孩子們回到第五界的家。如果您經常覺得自己不屬於地球，地球太殘酷了、人民殘酷無比，並且有難以置信的思鄉病、想念您的靈魂家族，您可能就是第五界的大師。如果您還知道自己具有不可思議的能力並與造物主有緊密的連結，您可能就是來幫助地球的覺醒大師。來到這裡的第五界大師們，幾乎都能毫不費力地學會如何將其意識轉而連結到第七界。所有第五界的高等大師們都是使用第七界能量在創造。

來自第五界的療癒

記住，這一界的療癒者常會非常入戲，陷入在這一界的劇本之中，並相信有些事物是無法治癒或矯正的，因爲他們受到集體意識的牽引。他們被時間控制，也經常捲入善與惡的二元論，這是第五界的能量，而不是第七界能量（一切萬有造物主愛的能量）。

在第三界上，透過移除與轉換信念系統、加上新的感覺，給了我們窗口去感受其他存有界的振動。之後我們就能從業力的影響中釋放出來。愈多信念被更改，您就愈快能進入到其他界。

第三界的療癒師經常本能地去使用其他界。例如，外科醫生使用手術刀來手術，那麼他們就正在進入第一和第三界（醫生們是第三界的代表，手術刀是第一界的代表）。其他界在手術過程中也會被連結使用，如第六界的宇宙法則。

這個例子是在手術中深思熟慮的過程：「如果我用正確的方法把腫瘤從這個器官上切下來，那麼這些組織就會分離，這樣就可以在不造成更多損傷的情況下切除腫瘤，對這個人也有好處。」在此過程中，外科醫生本能地使用因果法則。當這一切發生時，大腦通過系統發送神經元來移動外科醫生的手，同時調節醫生身體的許多系統。這是上帝工程的驚人壯舉。當外科醫生在挽救病人的生命時，手術室的其他工作人員也正在透過給病人注射盤尼西林和靜脈點滴而不知不覺的使用了第二界的能量。

在這第三存有界上，您可以與動物溝通和療癒牠們，正如在《希塔療癒》中所概述的那樣。

第三界的事實就是——這一界其實是假象，它並不是眞的。其中唯一的眞實是：您在這一界創造出什麼。

14 第二存有界

我第一次體驗「第二界」是在希塔療癒的早期，在愛達荷州北部。

這些年來，我的大部分課程都是由我解讀過的個案所安排，其中有位名叫格雷琴的個案，曾在愛達荷州的桑德波因特鎮主辦過一個課程。我發現愛達荷州北部是個非常美麗的地方，那兒有茂密的森林、高聳的山脈、奔流的河流和像水晶般清澈的湖泊；它位於愛達荷州的狹長地帶，一邊是蒙大拿州，另一邊則是華盛頓；那兒是荒野、原始的，充滿了自然世界的能量。桑德波因特就在這個區的中央，是我第一個DNA1課程的舞台。當時是為期兩天的課程，所以我和蓋伊在那裡住了兩個晚上。

格雷琴安排我們和一位學生佩吉住在一起，我們就住在小鎮上方的山上、一間用粗木材精心打造的漂亮小木屋裡。不用說，小木屋有一種鄉村的美，吸引了蓋伊；對我來說，它就像童話故事裡的薑餅屋。

我後來發現，佩吉是小仙子的信徒。她不加掩飾地告訴我們，她的人生抱負之一就是親眼見到一個仙子，但到目前爲止還沒有成功。她是一個充滿活力和個性的人，她告訴我們她能感覺到周圍的自然神靈，但她有些生氣，因爲它們並沒有出現在她面前。

在我生命中的這個時候，我還不太相信仙子的存在。我見過鬼魂，但從沒見過仙子。我挑了挑眉（就像是《星際爭霸戰》中史巴克先生的高聳眉毛），對佩吉表示懷疑。我覺得她有點一廂情願，而且對待那些不願爲她出現的仙子也相當憤怒。

我不得不承認，這個地方有一種神奇的本質，一種只有在某些地方才會遇到的永恆。時值初夏，花園裡鮮花盛開。夜幕降臨在山上，夜晚開始歌唱，蓋和我去睡覺，爲隔天的第一天課程做準備。

第二天早上，佩吉把我們叫醒，我不情願地爬下床去洗澡。我不知道的是，我即將有一段會動搖我信念系統的經歷，如同在大風中搖晃的樹。

我在淋浴間裡像往常一樣開始刮腿毛，想著我自己的事。突然間，有三個小生物從開著的小窗飛了進來。一開始我還以爲是蜂鳥呢，但看起來像長著翅膀的小人，繞著我的身體旋轉，形成一種奇妙的能量漩渦。我站在那裡一動也不動，手裡拿著一把剃刀，心裡充滿了驚訝，以至於動不了。

這些生物沒有穿任何衣服，看起來都是女性。她們看起來就像長著翅膀的九歲女孩。她們的膚色是古銅色的，有著一頭深淺不同的棕色長髮。她們飛翔的時候，眼睛朝著我閃閃發光。

θ

她們飛得快到幾乎看不見翅膀。其中一隻就在我的視線水平處徘徊，我能在腦海中聽到一個聲音，不知怎麼的，我知道這個聲音來自這些生物中。

「你在幹什麼？」

我不自覺地想到了答案：「我在刮腿毛。」

短暫的停頓之後，一個悅耳的聲音又出現在我的腦海裡：「你爲什麼要刮腿毛？」

我告訴她們，「我是一個人類女人，我得把腿上的毛給刮掉。」

她們突然大笑起來，聽起來就像在我腦袋裡的鈴噹聲，她們在半空中滾來滾去，指著我。如魔法般「噗！」地一聲，其中一個女孩的腿上長出了長毛。其他人都笑她，笑得團團轉。

突然間，她們都飛出了窗戶，進入森林，眨眼之間就消失了。

我覺得精神錯亂！我以爲我瘋了！我哭著跑進臥室，匆忙地把剛剛發生的事告訴了蓋伊。我問他我是不是瘋了。

蓋伊平靜地看著我說：「維安娜，你剛才看到的是仙子。」我茫然地看著他。

「你知道的，大自然的神靈。雖然有許多人見過它們，但這並不常發生。它們依附於鮮花生長和樹木茂密的地方，有時依附於古老的聖地。它們以某種形式出現在每個陸地上。美洲土著有許多關於它們的傳說，有些類似於愛爾蘭的傳說。因爲你很有直覺力，所以你比大多數人更容易看到它們。你就像人類與仙子世界之間的橋樑。所以，冷靜下來！你沒瘋，你只是能看到它們而已。」

我聽了他的話，開始冷靜下來。我一點一點地振作起來，開始為這一天穿好衣服，同時我一直用眼角餘光瞄著，害怕看到什麼我不想看到的幽靈。

我們下樓到廚房吃早餐，我把所見所聞告訴了佩吉，心想她會很高興聽到的。我錯了。她很沮喪，因為二十多年來，她試著想要看到仙子，還一直在碗裡裝上牛奶和蜂蜜供奉它們很長一段時間，可是什麼都沒看到過；而我來到她的家不過幾個小時，它們就出現在我眼前！她對整件事有點生氣，而且在我們和她住的兩天裡一直如此。

她的早晨已經因另一件事變得複雜了。有幾隻熊在夜裡來拜訪她，其中一隻做了似乎不可能的事，牠爬上了後院陽台，襲擊了餵鳥器。飼料器壞了，鳥食掉得到處都是。佩吉對此非常沮喪，鳥兒們也不太高興。飢餓的熊還在甲板上留下了發臭的味道，作為永久的提醒。

兩天後，我們結束了課程。當我們開車離開佩吉家時，我向小仙子屋和那幾個小人兒道別，她們在一瞬間驚嚇到我，偷走了我的純眞之後又還給了我。

和仙子們的這件事永遠地改變了我對眞實的看法。它使我認識到存有第二界的可能性。

＊＊＊

我和第二界上的人的經歷還沒有結束。在上一次我淋浴時和小仙子們見面後不久，他們又來拜訪我了。當時我在猶他州聖喬治參加完課程，正在回家的路上。對於沒有見過猶他州的人來說，這兒是非常美麗的地方。猶他州沙漠是一片血紅色的荒野，有無盡的杜松林，雄偉的深紅色山脈隨光而變化，維爾京河的河底有柳樹和楊木，在沙漠的酷熱中誘惑著人們。

在這一天，我覺得有必要清洗一下我剛剛買的水晶。這是一種儀式，每當我得到新的水晶時，就會藉由急流來洗掉水晶上的幽靈印記。我在河邊看到一處合適的地點，於是在錫安國家公園的入口處停下來清洗我的水晶。

我走到河邊、正彎腰清洗水晶時，突然有兩個仙子從刷子裡出現了，在我頭上飛來飛去。他們穿著秋葉做的衣服，小翅膀拍得飛快、很難看得清楚，就像蜂鳥的翅膀一樣。其中一個是男孩，另一個則是女孩。我的第一個想法是，「哦！他們都是男孩子。」

小仙子飛到我的面前、指著我手中的水晶，說：「給我！」

我立刻被激怒了。我告訴他，「不！不能給你。」

小仙子很堅持，且變得咄咄逼人，在我頭上飛來飛去，揪著我的頭髮。他衝著我尖叫，「給我！」

「不！」我尖叫著回敬他，同時閃身躲避他的攻擊。

以他的身材來說，他非常強壯。他開始向我飛撲過來，推著我，想把我扔到我身後的河裡。他很小，但是很強壯！我胡亂揮舞著手想打跑他。我開始害怕自己會掉進水裡，因爲每年的這個時候，河水又深又冷。

接下來，我從眼角餘光看到我身後有個動靜。突然間，有位身材高大的女人從河裡冒了出來，那是一種流動的、液體般美麗的景象。她指了指小仙子，眼睛裡閃著電光般的藍色，對他射出生氣的能量。她說：「離開她！」

兩個仙子都嚇壞了。他們尖叫了幾聲後飛走了，很快地就消失了。

感謝美麗的水靈救了我。我撿起水晶，匆忙地逃回車裡，倒在座位上哭了起來。我的丈夫安慰了我。當我感覺好些時，我們就開車回家。

這件事並不意味著所有的仙子都是壞的。他們可能是淘氣的，但如果我們適當地尊重他們時，他們也會成爲我們的好朋友。然而，這一界的能量是強大的，有時甚至是強烈的。這就是爲什麼我們與第七界造物主的連結必須是清晰的。儘管當時我並不知道，但當小仙子攻擊我時，我需要做的就是與造物主連結，透過造物主，下指令請小仙子離開。

從那時起，我與一些受祝福的人們有過許多會面，而且不止在某一處。但這些都是其他的故事了。

自然靈——神靈

由於人類的靈性進化，界與界之間的面紗現在變得越來越薄，人們比以往任何時候都更容易看透它們。第二界和第三界之間的面紗正變得特別薄。由於時空門的開口，有更多人見證了神靈的出現。

我喜歡稱它們爲「神靈」，毫無疑問地，它們在任何方面都不是人類。它們可以控制自己分子振動的速度，以使用不同形式的元素：土、空氣、水和火。它們可以成爲一縷風、奔騰的溪水、我們腳下的土地，甚至是閃電的火焰。它們可以和植物結合，變成液體或空氣，或者變成固體。當它們選擇採取固體形式時，我們所看到的它們，就會是無數不同形狀和大小的仙子。

任何對樹木或植物有著特別之愛的人，都會與神靈有內在的連結，而某些神靈也已經學會了與人類交流。對有些人來說，這是好事；對另一些人來說，可能並非如此。仙子並非一向仁慈地對待人類。它們不喜歡被命令，但如果以正確方式接近它們，則可以運用它們。

我在澳洲的一堂課裡，有人提出了一個有趣的觀點：他們發現，每當他們與神靈們連結並尋求幫助時，神靈們都希望得到一份禮物作爲回報。所以，如果你發現錢包裡的鑰匙不見了，或者有其他東西不見了，這可能是仙子們在索要它們應得的東西。

如果你決定打開你的家讓仙子進來，那麼你應該從第七界開始這麼做。如此一來，人與神靈將增進彼此的生活，而不會發生衝突。透過第七界，第二界和第三界的能量將一起工作。

以下是需要遵循的指導原則：

- 在與神靈交談之前，一定要先到第七界。
- 不要帶著神靈去任何地方，除非你先到達了第七界。
- 永遠不要請求神靈的幫助，因爲它們期待著交換能量，會未經允許而且感覺完全理所當然地就拿走發亮的東西。
- 神靈不是神。
- 如果你尊重自己，你就會更受到神靈的尊重。
- 神靈只向心靈純潔的人顯示自己。
- 你不需要去相信神靈就能看到它。
- 神靈只有在沒有危險的情況下才會出現。
- 神靈被人類的歌聲和笑聲迷住了（歌曲必須合拍）。
- 神靈熱愛藝術。它們喜歡看人們畫畫。

由於神靈所創造的光的折射率，所以它們有喜歡閃亮物品的傾向，就像我們欣賞閃閃發光的鑽石一樣。有些神靈會被美麗的晶體結構所吸引，如石英岩和紫水晶。當光線照射到晶體結構時，就會產生能量。這種光和水晶的融合，這樣子的發光，就是神靈的軀體。這就是它們喜歡晶體的原因。

因爲面紗開始在存有界之間被掀開，我相信有些神靈已經像人類形態般存在地球。我們都見過一些人，他們的行爲就像精靈或仙子，他們似乎正在進化或退化爲仙子。我相信許多神靈這麼做只是爲了體驗第三界。其中有許多人在第三界保護神靈和棲息地。他們通常是環境主義者和自然主義者。

與第二界和諧共存

身爲一個物種，我們與植物形成了共生關係。它們利用我們來繁殖和傳播，反過來說，它們對我們的生存亦是必不可少。植物進行著光合作用的奇蹟，將神聖的陽光轉化爲純淨的能量以供我們消耗。我們在這種能量上茁壯成長，並在地球播下種子來開始新的循環。

植物是高度進化的，它們靠著光和礦物質生存，總體來說，是不使用其他有機物質的。所有的植物都有自己的意識。它們與地球和空氣之靈一起，表現出第一界和第三界之間互聯的神聖之舞，傳遞了生命力量給動物們去使用。

植物和樹木是上帝創造的最神聖生物。它們在出生和死亡的循環之中，通過自己的根從大地之母那裡收集營養，並且在死後很長一段時間將營養再送回大地之母。它們遵循大自然的神聖循環，只爲生存而競爭，而不是破壞。雖然它們只消耗陽光、空氣和土壤來維持自己的生命，但它們爲許多其他生物提供營養和庇護。

愛、快樂、幸福和尊重是眞正理解植物和樹木的關鍵。在使用植物和樹木來療癒疾病的時候，不管那是栽種的還是野生的，我們都應該記住，無論收成什麼，都要帶著尊重。記得要走出你的空間，與造物主連結，然後徵得植物的許可，才能收成它們。它們會對你進行反饋，引導你找到合適的植物。當你收成植物時，與造物主連結，回到植物還是一顆種子的時候，當你看著它成長為現在的形態時，將愛和祝福注入到種子中。

神靈王國與植物以及光的純粹本質交織在一起。因此，第二界轉化太陽的光，並引導這種能量貫穿所有界來創造生命。

陽光是生命的本質，地球上所有的生物都需要它來生存。這個星球上的一切都基於光之火，我們通過消耗植物來吸收它。實際的生命力、植物內部的光，對人體是重要的。這種對光的利用是我們與存在的所有界保持連接的方式之一。

使用第二界的療癒者了解如何運用草藥和維生素以達到健康。從這一界進行療癒需要時間和堅持。使用這一界的療癒師需要對植物知識和藥物反應有廣泛的了解。如果沒有這些知識，個案就會有風險。但每種疾病都有植物的有機組合。

如前所述，當使用藥草或其他植物來治療時，正確的程序是從植物的種子狀態一直到現在的形態去祝福植物。同樣地，當你購買藥草、維生素或食物時，記得詢問一切萬有的造物主，這些對你是否是最高最好的。你可以在拿著產品的同時與造物主連結來確定這一點。

既然萬物都有意識，當我們消耗它的時候就會吸收其精華，所以我們需要祝福我們所吃的食物。如果食物沒有得到應有的尊重，其好處就會減少。請記住，基因改造食品的意識，對我們來說可能不是最好。如果對任何食物的本質有疑問，請追溯它的起源並祝福它。

通過第七界遇見第二界

體驗第二界的最好方法是先進入第七界，然後再進入第二界。

植物是非常敏感的，如果你用力地把你的思想地推給它們，它們會死的。這個練習旨在展示植物的敏感性，教你如何在不被發現的情況下溫柔地進出另一個生物的生存空間，並給你機會練習掃描能力。這將磨礪你的技能和洞察力。

遇見植物

1. 集中意念到心輪，想像自己與大地之母連結，是「一切萬有」的一部分。
2. 想像能量從您的腳底向上湧現，打開身體各處脈輪直至頂輪，並在頭頂出現一個身置其中的美麗光球，一直往宇宙移動。
3. 超出宇宙、越過白色的光、越過暗光、再越過白色的光，越過果凍狀的物質，我們稱之為法則，進入似珍珠光澤的白光之中，進入第七界。

4. 集中無條件的愛，下指令：「**一切萬有的造物主，我現在下指令掃描這株植物。請顯示給我看我需要看到的。謝謝，完成了。完成了。完成了。**」

5. 像夏日微風中的羽毛一樣輕輕飄地落到植物中。現在，想像一下輕輕地走進植物，快速地看了一眼，然後離開它的空間。記住，如果你用力過大，實際上會對植物造成傷害。

6. 清洗、扎根，回到自己的空間，進行能量切割。

15 第一存有界

在我二十九歲時，我聽說有個賣石頭和水晶的小販會來到鎮上。他在當地一家商場的貨攤上賣東西。我很喜歡石頭、礦物和水晶的本質和振動。在愛德荷州東南部，靈性界一直在尋找高能量晶體。所以當我聽說這個小販的時候，我很好奇他有些什麼。於是我去商場探險，想找到最完美的水晶。

賣石頭的小販是我所認識的人，他叫查克。那時他大約五十五歲了，他有著印第安人的血統，留著長髮。當我看到他小車上的東西時，我發現了一個掛在銀鍊上的金字塔形狀小水晶，我立刻就愛上了它。

當時我的生活非常艱難，入不敷出；且正在學習，日子過得很拮据。儘管如此，我還是從口袋裡掏出了十五美元來買這條項鍊。

查克看著我說：「您不會要那條項鍊的。」

這使我有點困惑和惱怒。我說，「我想要，我喜歡它。」

他回答說：「不，您想要的是這個，或者也許是這個。」

他指給我看的項鍊都比我選的那串要複雜得多，設計也更好，但我說：「不，這兩串項鍊都不是我想要的。我要這個。」我指著金字塔形狀的小水晶。

我拿出了錢，查克說：「好吧，如果您買了這條項鍊，您也得有這條。」

他從車下拉出一塊黑色的石頭，上面有閃閃發光的小平面。眞令人驚艷。

我看著他，問：「多少錢？」

他說「您還有多少錢？」

「我有八美元。」

他看著我，微笑著說：「那麼今天它就是八美元。」然後把石頭遞給了我。

從那一天起，我的生活開始改變。從我把石頭帶回家的那一刻起，我開始對周圍的事物有更好的連結。

它就像是在跟我說話。每次我握著它時，我發現我可以更容易地集中我的直覺能力。我必須承認我被那塊石頭深深地吸引住了。

這激起了我的好奇心，想知道那塊石頭究竟是什麼東西。我問了很多人，但沒有人能告訴我。終於，在大約一年半之後，我去看了一場石頭和礦物展。我帶著水晶前往並詢問其中一家攤位，攤位老闆立即出價八十美元想買下它，但他不肯告訴我那是什麼。我拒絕了他的要求，帶著水晶到另一家攤位。他告訴我那是一塊黑榴石水晶，屬於石榴石水晶中的一種。我不太熟悉這個詞，於是說：「那是什麼？」

對方回說：「親愛的，這就是某些人所說的黑紅寶石。我這輩子從沒見過這麼大的。通常看見的是較小的方形形狀，很少像這樣聚集在一起的。我不知道這個寶石值多少錢，但如果我是您，我就會把它留下來。」

從那天起，我的小「黑紅寶石」就成了我的特殊水晶之一。經過試驗，我發現它是在金字塔下能維持能量的極少數石頭。大多數石頭會變得像金字塔下面的冰一樣冷。我發現唯一能保存能量的石頭，就是髮晶和我的黑紅寶石。

我發現我的黑紅寶石裡藏著許多神秘而神奇的秘密。最重要的是——它喚醒了我的直覺。直到今天，在我所有的水晶收藏中，它仍是我最甜蜜、最珍貴的朋友。

這就是我如何第一次仔細地熟悉第一界和水晶的力量。

第一界的生命

在第一界，我們會學習到非有機物質是有生命、有其意識的。大地之母本身就是一個巨大的能量場（或巨大的靈魂）。每一塊土地，從最小的水晶到最大的高山，都有自己獨特的靈。即便身為人類的我們沒有看過這些靈在移動，它們仍然有自己的生命力。

為了要有生命（就像科學所理解的那樣），您需要一個一個碳原子來製造一個碳分子結構。在第一界，有超越了我們所理解的以碳為基礎的生命。這一界是由非有機物質所構成的。這種非有機物質的生命就在我們周圍。大地之母孕育著岩石，岩石裡有礦物質，礦物質由鈣、鎂和硒組成，我們需要這些微量元素才能生存。事實上，我們是由這些礦物質和水組成的。而這是分子結構的基礎。

礦物質

礦物質一般有兩種功能：建立和調節，其構造功能影響我們的骨骼、牙齒和所有軟組織。礦物質的調節功能涵蓋了多種系統，如心臟的跳動、血液的凝結、維持神經系統反應以及將氧氣從肺部輸送到組織中。除了蛋白質、碳水化合物、脂肪、水和維生素外，我們還必須要有礦物質來建立強壯的身體，並進行所有微妙的生命過程。如果我們不能透過與第一界連結去吸收礦物質，我們就會變成水，因為在很大程度上，是礦物組成了我們的骨骼和組織。

作為有健康意識的人，我們都知道有必要為身體提供適當的維生素和礦物質，但很少有人知道是為什麼。雖然維生素和礦物質差異很大，但人體必須同時兼有之。維生素和礦物質的明顯區別是：維生素含有碳，被認為是有機物質；礦物質缺乏碳，因此被歸類為無機物質。

維生素和礦物質兩者都有重要的作用。即使沒有攝入每日建議的維生素量，身體仍然可以正常工作，但缺乏礦物質卻可能會造成災難性的後果。例如，為了製造紅血球中的血紅蛋白，人體需要鐵；為了強健牙齒和骨骼，需要鈣，而鈣對腎、肌肉和神經的正常功能也起作用；沒有足夠的碘，甲狀腺就不能產生能量；錳、硒和鋅是抗氧化劑，它們的功能包括幫助傷口癒合、幫助骨骼系統正常發育和保護細胞膜。

人體需要兩類礦物質：主要礦物質和微量礦物質，其區別在於所需的劑量。人體每天必須至少攝取一百毫克的主要礦物質，才能正常運轉；至於微量礦物質，每天則需要少於一百毫克。

七大礦產

鈣、氯、鎂、磷、鉀、鈉、硫

微量元素

鉻、銅、氟化物、碘、鐵、錳、鉬、硒、鋅

θ 如果缺乏礦物質，就會沒有支撐。

礦產資源

我們從所吃的食物中獲取礦物質，這是怎麼進行的呢？礦物質透過生長在地上的食物和生活在陸地上的動物進入我們的身體。水果、蔬菜、瘦肉、家禽、乳製品、穀物和豆類等等，都是我們身體生長所需的主要礦物質來源。加工食品的礦物質含量很低，飲食不均衡的人經常會患上與維生素和礦物質不足相關的疾病。

在我遇到的所有個案中，缺鈣和缺鎂是最普遍的。我研究過的人們之中，很少有人體內有足夠的鈣。

我認爲礦物質缺乏是許多現代疾病的根本原因。由於土壤的枯竭，我們所能獲得的礦物質已不如過去的多了。

因爲體內過量的某些礦物質會有毒性作用，所以在補充礦物質方面存在著爭議。我們應該盡最大努力從食物中來滿足我們日常對礦物質的需求，但適當吸收補充礦物質的建議是服用螯合礦物質，這些更容易進入血液並透過細胞壁而吸收。非螯合礦物質的吸收則會比較困難。

希塔療癒師學會利用靈通能力去看到身體中所缺乏的礦物質，如果能精通這一界，就能利用靈通力在身體中產生不同的礦物質。

精通第一界的是煉金術士，這一界也是礦物從一種形態轉化爲另一種形態的知識界。因爲心靈感應是非有機物質的移動，心靈感應的力量也在這裡用第七界和第六界的方程式學習到。

移動物體或用心靈的電磁力量彎曲湯匙的能力亦是在這一界上掌握的。

當療癒師使用礦石時，他們就是在使用這一界。每種疾病都有一種對應的礦物質。使用水晶的療癒師也來自這一界。這需要時間和精力。

水晶和療癒石

第一界教我們如何與岩石、寶石、礦物、我們呼吸的空氣及我們腳下的土地連結，最終目的是建立我們對地球的尊崇和尊重，這是一切萬有的一部分。

第一界有其獨特的意識。您甚至無法用肉眼看到礦物分解成複合元素，只能看到它們是固體的，但您也要明白它們仍然移動著，只是非常緩慢。我是在告訴您，萬物之中都有一種意識——就像您和我有意識一樣，非有機的生命形式也有。

世界各地的古代民族與水晶和礦物的能量聯繫在一起，並給這些力量起了名字，比如「石頭人」。他們意識到水晶和礦物的不同屬性，以及如何用之增強能力與打開通往其他界力量的大門。許多通往其他界的大門可以利用水晶和礦物的能量來進入。例如，您可以在第三界的方程式中使用水晶連接到祖先的DNA記憶。

靈通者可以學習礦物和水晶的隱藏語言，並發現在礦物和水晶所儲存記錄中的知識。這就是爲什麼靈通者經常爲特定的石頭或水晶所吸引。那塊石頭之所以召喚他們，因爲它在他們生命中的那個時候是合適的，這是出自於某個神秘的或實質的原因，或者因爲它在某種程度上是需要他們的。

您知道現代科學已經發現人體內荷爾蒙實際上是晶體結構嗎？它們在體內釋放和發送的方式幾乎與晶體的生長方式相同。

同樣有趣的是，人們認爲大多數寶石是在兩億年前所創造的。由地底深處的熱液和岩漿循環所創造、我們所知與珍藏的許多石頭，都經歷了漫長而壯觀的旅程，然後才成爲我們在療癒、珠寶和空間核心裝飾品方面的好夥伴。它們令人難以置信的年齡，加上它們的美麗，讓我們與世界的寧靜和神秘聯繫在一起。

大多數的寶石、半寶石或其他之類的，都有其傳統。有些人將它們用於風水和轉化負能量。而眞正的寶石大師只會用它們來提升事物，並不會把決策權交給寶石本身。記住，您眞的不需要幫助或工具來下指令療癒；您只需要去到一切萬有的造物主那。您學習有關水晶的知識，是爲了與認爲自己仍需這些工具的人們交流。了解許多事情以及如何與存有的每一界一起工作也很有趣，但不要太沉迷於這個大腦糖果。造物主就是您所需要的一切。

水晶治療的課題是洞察力。水晶只會增強其持有者（配戴或使用它們的人）的能量，就像電子設備是由電來增強一樣。您必須明白，石頭實際上是與您的心靈和身體的電流一起工作。當您的能量振動改變時，您會被不同屬性的石頭所吸引。

如果您穿戴或攜帶石頭和水晶，您會發現它們確實具有造物主賦予它們的特殊本質。了解您周圍石頭的特性，它們將幫助您認識到您沒有與萬有分離。

如何保養水晶

爲了照顧水晶，將它們放在陽光、月光之下或是海鹽中淨化，或在海水、溪水之中清洗，甚至可以用音叉或鈴鐺來調整。

記住，有些水晶是易碎的，那麼就不應該清洗。清理水晶最好和最準確的方法，是去到一切萬有的造物主那裡，下指令去淨化水晶。

療癒的水晶

石頭有很多用途。以下是石頭的所有清單和其功能目的。請記住，並非所有水晶及其靈性屬性的書都會彼此認同。

瑪瑙：帶來情感、身體和靈的接地石。平衡並幫助克服消極、苦澀和內在的憤怒。

藍紋瑪瑙：具有鎮定、和平、療癒的作用。

火瑪瑙：防護之石。

苔蘚瑪瑙：喚醒我們的靈魂，喚醒我們周圍的美麗。它能緩解疼痛、增強淋巴系統和免疫系統。

琥珀：這不是水晶，而是石化的樹液，所以是化石。它有引出疾病的能力，還可以消除壓力，是所有內部器官的偉大療癒石。它還會觸發前世的記憶，無論是我們自己的還是祖先的。

紫水晶：增加洞察力和神聖的連接，帶來常識。

海藍寶石：刺激釋放和改變，給予勇氣，幫助提升直覺力和洞察力。

東菱玉：爲我們的生活帶來冒險，幫助我們創造夢想。

藍銅礦：驚人地增加直覺力並清理脈輪，古人對它的重視甚至超過了青金石。

血石髓：傳說中基督曾流血在某些石頭上，那幾塊石頭即是血石。血石髓給我們勇氣，喚醒我們的基督能量。

紅玉髓：賦予我們勇氣，促進積極的生活選擇，消除冷漠並激發事業和其他活動的成功。

紫龍晶：將我們連接到眞正的神聖目的。當我們邁向更高的靈性層面時，有助於應對變化。將負能量轉化爲療癒、將疾病轉化爲健康，同時帶來強大的夢想。

黃水晶：帶來財富和豐盛。

青銅礦：療癒並撫慰心輪，帶來能量。幫助我們活在當下。

翡翠：將負能量轉化爲正能量，帶來耐心。翡翠是主要的心輪中心石，帶來保護和療癒。

螢石：對學習很有好處，有穩定情緒的作用，對感染也會帶來幫助。

石榴石：帶來財富和熱情，激發愛和再生的身體。

赤鐵礦：保護戰士，接地。用以治療關節炎和高血壓。

玉石：保護，療癒；會吸收所有的負能量，並在滿載負能量時粉碎。從不需要清洗。它沒有任何幽靈印記。

碧玉：所有的碧玉都具有治療作用。

馬達加斯加碧玉：一種稀有而美麗的石頭，僅發現於世界上的一個地方。

藍晶石：一種神奇的療癒石，無需清洗。帶走痛苦。不保留任何負能量，而是瞬間將其轉化。灌輸慈悲，降低血壓。

拉長石：神秘的石頭，將負能量轉換為正能量。會一直將我們與眞正的魔法聯繫起來。

青金石：一種古老的石頭，用於發送心靈感應信息，並喚醒和增強心靈能力。

拉利瑪（海洋石）：滋養，並帶來清晰和建設性的想法。

孔雀石：用於保護、勇氣和加強意志。當我們處於危險中時，它就會粉碎。

捷克隕石：用於轉化。加速顯化我們已經在生活中創造的東西。如果您的世界已經是快節奏了，那就避免使用它。

月光石：將我們的靈魂伴侶帶到我們身邊，鼓勵我們做預知的夢，增強我們的靈性能力，安撫我們的情緒。

黑曜石：提供保護，防止負面的思想形式和咒語。

縞瑪瑙：療癒和保護。

黑瑪瑙：抵抗負能量，幫助配戴者解除不想要的關係。

蛋白石：曾經有人說，如果戴了蛋白石，就不需要戴其他的石頭了。這是鑽石銷售商編造的「神話」，因爲蛋白石比鑽石更受歡迎。蛋白石帶給我們眞正的能力。它是一塊水石，它喜歡水。可以用來搭配任何您喜歡的衣服。

矽化木：新的開始和保護。

黃鐵礦：一種男性的石頭，喚醒了我們的男性屬性。

白水晶：帶來清晰度，恢復健康。

粉晶：用於愛和療癒心輪。

煙晶：用於防止負能量並接地。

菱錳礦（**紅紋石**）：帶來愛，教導我們愛自己、滋養自己。

綠龍晶：紫龍晶的姐妹，帶來靈性上的連結。

方納石：開始我們的旅程。

虎眼石：幫助我們看到未來的能力。整合左右腦。用來實現目標。

托帕石：放大我們的意圖，將負能量轉化爲正能量

黃玉：帶來金錢。

碧璽：增強水晶晶體的能量。比水晶強十倍。是比水晶更好的導體，並用於望遠鏡、電視和其他電器。古代人認爲，碧璽有助於他們獲得更清晰的信息，幫助傳達思想並增強他們的靈性能力。帶來內在的和平。

黑碧璽：淨化身體。

綠松石（土耳其石）：藍色的綠松石有療癒功效，能消除關節炎的疼痛。

16 用所有存有界療癒

當人們第一次使用希塔技巧時，會連接到不同界的能量，並且不熟悉所使用的是哪一個存有界。這是因爲所有的存有界都與神聖相連，所以就會容易令人混亂。學習用存有界療癒的最好方法，就是連接它們並體驗它們。始終先到第七界，如此您就不會受到其他界的規則和承諾的約束。

記住，每一界都有對應每一種情感或疾病的療癒方法。例如，在第一界，有某種化學組合或礦物質組合可以用來修復每種疾病。這種組合與可能導致疾病的信念程序具有相同的振動，因此可以取代它。

相應地，也會有某種藥草或維生素（或者可能有幾種藥草或維生素），來自存有的第二界，可用來治療每一種疾病。我們生活在蛋白質的第三界，意味著有某個胺基酸組合將有助於治癒任何疾病。而在存有的第四界有正確的碳水化合物來爲身體創造療癒能量，薩滿使用植物和祖先靈來治療。在存有的第五界，天使和您的天父天母可以治癒您的身體。您可能要爲療癒做些交換，但在這個過程中，您會清理信念系統。第四和第五界的精髓通常會讓您承諾去做一些改變您振動的事情。

一旦連接到第六界，您將聽到音樂和聲調，意味著在這一界上我們使用振動來療癒。簡而言之，所有的界都是關於光，關於振動的。有了正確的礦物質，就有正確的振動；有了正確的植物，也會有正確的振動。您們所消耗的所有這些物質事物，都與信念系統相對應的振動有關，並將療癒身體。例如，作爲抗生素的草藥有正確的振動來療癒您的細菌感染，這意味著它也有正確的振動來療癒您吸引細菌的罪惡感信念。這是因爲存有的每一界都有正確的答案，有正確的礦物質、正確的維生素、正確的蛋白質、正確的計劃和正確的感覺。

從每一個存有界去做信念工作是有可能的。如果您的個案不相信信念工作，您會怎麼做？您不需要做什麼，因爲您的個案是來找您做信念挖掘的。我建議去下載在這本書裡所有的信念感覺下載（見第五章）。這樣，他們就有可能輕易地、迅速地釋放對他們不再適用的所有事物。

眞正的療癒會降臨到每個最終學會擁有愛的感覺的人身上。恐懼與愛之間的摩擦存在於第五界，而與第五界相連接的是存有的第三界。我相信，一旦沒有了恐懼，它將再次成爲「它就是這樣」的問題，就像它在第七界一樣。但是現在您已經明白了存有界的運作，所以您可以自己弄清楚。

所有界的生命結構

簡單地回顧一下在《希塔療癒》中所提供的信息，人體是由五種不同的化合物所組成，包括：脂肪、碳水化合物、蛋白質、三磷酸腺苷（ATP）或能量，以及核酸（DNA）。這五個組成部分是連接您生命力的支柱，使您成爲第七界的存在。

缺乏後的生活

下面的列表說明了如果在身體中缺少這些組件將導致什麼情況——

存有界	缺乏	導致
第一界	礦物質	缺乏支持
第二界	維生素	缺乏愛
第三界	蛋白質	缺乏滋養
第四界	碳水化合物	缺乏能量
第五界	脂肪	缺乏靈性的平衡
第六界	核酸	缺乏靈性的結構
第七界	ATP	缺乏精神

第一界：如果您體內缺乏礦物質，將在情感層面上缺乏支持，並且很容易患上與缺乏支撐有關的疾病，例如像關節炎之類的疾病。

第二界：如果您缺乏維生素，就會在某種程度上缺乏愛。反過來說，如果您缺乏愛，您就不能正確地吸收維生素。

第三界：如果您缺乏蛋白質，將會缺乏滋養。

第四界：如果您缺乏碳水化合物，就會缺乏能量。

第五界：如果您缺乏脂肪，身體系統就會失去平衡，荷爾蒙也會失衡。荷爾蒙能保持身體平衡。

第六界：如果您缺乏核酸，生命就會缺乏結構。

第七界：如果您缺乏ATP，生命就會缺乏精神。ATP是人體進行新陳代謝的重要物質。當它被分解時，會釋放出大量的能量，供細胞和組織執行其功能。ATP有時被稱爲宇宙能量，是使細胞正常工作的能量，此純粹能量被保存在線粒體上。線粒體是我們從母親DNA中獲得的精華。精華在線粒體中，而不是在DNA中。DNA是電腦程序，線粒體則是有意識的電流。當人們死亡、能量離開身體，即是線粒體開始離開身體的維度。缺乏ATP和低靈能量可能意味著我們有太多散落在各處的靈魂碎片，需要補充這些消耗的能量。

思想的力量

思想是眞實的東西，是有其本質的，可以在存有界創造任何東西。我們知道這是事實，因爲當我們在夏威夷上人體直觀課程時，我們解決了學生的很多議題，在三週課程結束時，每個人的酸鹼平衡在7.2鹼性。嚴格地說，您必須吃鹼性食物來保持酸鹼值在7.2，這樣就不會生病。但這通常不是簡單的過程。根據我的經驗，即使病人只吃鹼性食物，其酸性體質也會持續好幾個月。當他們的身體達到鹼性值時，他們也經歷了巨大的療癒危機和其他戲劇性的變化。然而，信念工作卻能在很短的時間內讓我們全班身體的酸鹼值都變成了7.2鹼性，而且學生們還在吃巧克力蛋糕。您的信念可以創造出與維生素、礦物質或營養素完全相同的能量。

您知道嗎？如果人們在一個月裡服用所缺乏的胺基酸或維生素，便會消除許多情緒和無意識的問題，而且，他們可能會穩定下來，然後就不用再服用補充劑了。

您還知道您有能力處理生活中的所有議題嗎？就像一台微調過的機器，您就是如此設計出來的。您知道您自己有爲了能撫養青少年而設定的模式嗎？（因爲青少年通常都會有段叛逆期）這是眞的！

您知道嗎？當哺乳的母親親吻她的嬰兒時，她會直覺地爲下一次的餵養提供正確的營養。在我還是嬰兒的時候，我是被用奶瓶餵養的。此外，我媽媽懷孕時病得很重，我在她子宮裡就錯過了營養。她的膽囊非常糟糕，而且感染了很多次，醫生們都很驚訝她居然還活著。她必須做手術，當他們幫她開刀時，他們發現她懷了我。醫生告訴她，她不能再繼續懷著我了，不得不引產。您知道她最近對我說了什麼嗎？「看著我的眼睛，維安娜，和我連結。妳出生的時候，我們從來沒有連結過，因爲我從沒想過我可以抱著妳。」這麼多年來，她一直帶著這些想法，眞令人難過。能有機會清理這些信念眞的是太棒了。

用存有界來療癒

存有界的方程式

療癒師在同一時間應該使用多個存有界。這叫做方程式。

療癒師在這個程式中扮演著重要的角色——見證者：

造物主 ＋ 被療癒者 ＋ 見證 ＝ 結果

無論何時您使用存有的任何界，您實際上是同時使用兩個或多個界。例如，每當您使用第一界能量時，您就會自動使用第六界能量。這是有用的，因爲來自第一界的礦物質可以與電力的法則相互作用，而變得更加強大。

療癒方式

所有療癒方式在存有界中都有其意義。例如，針灸運用了第六界、第三界、第二界和第一界，創造了奇蹟。希塔療癒並不與任何其他療法競爭，尤其是現代醫學。

您從每種療癒方法和每種宗教中所學到的每一件事，都把您帶到了這裡，您可以對自己說，「我想盡快解決我的議題」、「我有能力做我在這裡要做的事情」您已經獲得了使用所有療癒方法的經驗。

存有界的啓蒙

一旦達成一個界的提升或對該界變得精通，人們就會經歷啓蒙，也就是巨大的靈性轉變。在所有界上演的戲劇化人生，有可能造成創痛。但在希塔療癒中，因爲我們學會了不被束縛在所有存有界上，我們可以解放我們的信念思想，因此不需要有創痛也能前進。

儘管如此，我們仍在前進：無論何時，您走到造物主那裡請求療癒，或者上去請求爲地球祝福，您打開您的心靈到達新的可能性和程度，並相應地經歷啓蒙。您是否曾經感覺到或聽到靈性的聲音告訴您已經經歷了一場啓蒙嗎？您有過瀕臨死亡的體驗嗎？瀕臨死亡體驗或者死亡之門，是療癒師進入成長過程的開始。所謂的「小死亡」，是通往另一個存有界的心靈之門。

有了信念的工作，我們就能順利地通過啓蒙，而不必犧牲或爲了到達而犧牲。其實，信念挖掘就是啓蒙。

依附在個別存有界上

當我盡最大努力在療癒時連接到第七界，我的個案可能只接受某一界的能量。有一種方法可以判斷人們是否被隱藏在第五界的信念系統中，例如，當您看到有個大天使來協助療癒時，即表明這個人有誓言、承諾或與第五界的聯繫。如果天使在幫助療癒並且只使用第五界的能量，那麼天使將只在人的層面上療癒，因爲那就是他們被允許做的一切。

因爲我們與所有其他界是如此地交織在一起，我們有時會遵守該界的承諾和義務，而不是先去造物主那裡。我們已經習慣於只使用某些界，以至於我們被它們的規則所束縛。然而，如果您上去並要求一切萬有的造物主去做些什麼，能量將結合存有界，並在一個不同的方程式中工作。

還需要記住的是，古老的靈魂將會有來自集體意識的本能力量元素，以及前世或祖先的記憶，並且可能已經將某個特定存有界的知識帶到了這個時空。

舉例來說，人們的靈魂知道第四界的秘密和薩滿能量的力量。伴隨著薩滿的能量，人也有一定的限制，這些限制是由人們自己的信念、或由教導人們的內行人所使用的靈性能量信念，甚至是由當時人類狀況的意識所造成的。這不是說薩滿正在進化或沒有進化，或者某些人的意識是如此，也許人的能力在規定的地點和時間，是受到特定存有界和集體意識的局限。所以他們妥善地理解了過去的限制，而也或許是太了解了，把它們帶到了現在的空間和時間，有了限制性信念。因此，他們在此時此地受到這些規章制度的影響。

在另一種情況下，療癒師可能和一個脖子疼的人在同個房間裡，突然間療癒師的脖子疼了，而另一個人的疼痛卻消失了。這也是薩滿，發生的原因是療癒師從過去一直帶進今生的義務、誓言和承諾。

還要記住的是，人們可能試圖重新獲得在另一地方和時間所記憶中的權力元素，結果卻失望地發現，其中一些元素必須通過當前的啓蒙來重新創造。例如，第五界的揚升大師會不斷被提醒人類身體的局限性，並面對這一存有界其他居民的集體信念體系。這是一個老靈魂的靈性啓蒙：重建今生的力量，而非不斷地思念過去。

發送和接收

在療癒之中，您應該始終是先上去和連接到造物主，再去到特定的存有界，您已經選擇使用在那個存有界上的任何力量。

第七界的知識和能量將永遠給您對情況最高和最好的答案，並將提升你超越因果法則的限制。如此一來，您就與存有的所有界和諧地運行並達到精通。

如果您想使用一切萬有的能量，當然必須有正確的意識才能到達第七界。我建議呼喚一切萬有的造物主。這個短語，使我們擁有眞實存在的意識，透過冥想讓意識離開您的空間、引導到第七界的路徑，將使您到達正確的能量。

當我建議您上去第七界的時候，我建議您見證疾病的「消失」。這意味著您必須創造沒有疾病的實相。告訴身體它被拒絕了，並且有一個新的場景。爲了做到這一點，您必須清除您不能這樣做的限制性信念。

當一些人進行能量療癒時，他們上去到他們的空間之上，並命令能量通過他們的身體和手出來。即使這種能量來自第七界，但是在進入被療癒的人之前通過療癒師的身體，就有可能因爲療癒師只是半神聖的，所以能量在過程中被改變，雖然仍作爲療癒能量出來，但是它已經透過療癒師的第三界信念而過濾。因此，療癒效果可能不會太好。

17 游離飄盪的記憶

以下練習是在進階療癒課程中所教授的一些過程。

＊＊＊

「游離飄盪的記憶」的練習在《希塔療癒》曾提及，但在本書值得再重複一遍。此練習的靈感來自一位女士，她打電話給我，說她擔心自己癲癇發作。她想要生個孩子，但卻不能懷孕，因爲她使用的癲癇藥物會導致小孩先天缺陷。當我幫她解讀的時候，我問造物主怎麼樣才能阻止她的癲癇發作。我得到的直接回答是：「維安娜，把她所有游離飄盪的記憶都拔除。」

我從我前夫多年前教我的一些東西中，對游離飄盪的記憶有些了解。「游離飄盪的記憶」是大腦中的記錄，是由創傷或其他事件留下的印記，這些事件發生在我們無意識的某一時刻，無論是透過手術、事故、戰時創傷、極端虐待、過度飲酒或吸毒。

您知道您的大腦無時無刻都有意識嗎？即使您睡著了，也能意識到生活中發生的每一件事。當您失去知覺時，仍然能夠聽到周圍發生的事情。想想所有做過手術或被打暈的人——當時說過的所有話都記錄在他們的大腦裡。如果您正因爲癌症腫瘤而手術、或即使因爲非癌症腫瘤而手術，當醫生說「我認爲它是癌症」時，可能就是非常重要的關鍵。

重點是，當大腦有意識時，它知道如何正確處理事件；當它是無意識時，就可能無法這樣做，事件便會成爲游離飄盪的記憶。這些記憶可以一遍又一遍的重複播放，因爲當一個人在失去意識時所發生的話語、噪音或情況，在現實世界中反覆出現時，他們就會重新體驗創傷。所以，如果您有個似乎抗拒療癒的病人，檢查他的游離飄盪記憶。

我和個案一起，按照造物主的指示去做：我見證了所有對她沒有好處的游離飄盪記憶從她的大腦中被釋放出來。顯然，過去她昏迷時的某種情況促使她開始痙攣。每次她聞到、聽到或經歷類似於最初情況的事情時，就會引發癲癇。

她的丈夫第二天打電話給我，告訴我她又發作了。我再次和她一起工作，見證了同樣的過程。這一次，她的病再也不發作了。

經過與我的會診，醫生讓她停止服用治療癲癇的藥物，第二年她生了一個孩子。她來參加我在加州的一個研討會，給我看了她的小寶寶。

我們之中有許多人可能都有一些游離飄盪的記憶，這些記憶阻礙了我們充分發揮自己的潛能。

使用希塔療癒拔除游離飄盪記憶時，請依照以下的方式：

拔除所有游離飄盪記憶的過程

1. 集中意念到心輪，想像自己與大地之母連結，是「一切萬有」的一部分。
2. 想像能量從您的腳底向上湧現，打開身體各處脈輪直至頂輪，並在頭頂出現一個身置其中的美麗光球，一直往宇宙移動。
3. 超出宇宙、越過白色的光、越過暗色的光、再越過白色的光，越過果凍狀的物質，我們稱之為法則，進入似珍珠光澤的白光之中，進入第七存有界。
4. 收集無條件的愛，下指令：**一切萬有的造物主，我現在下指令，任何對此人無用的、不再需要的游離飄盪記憶，以最好最理想的方式，被拔除、取消、送至造物主的光中，用造物主的愛來代替。謝謝您，完成了。完成了。完成了。**
5. 把您的意識移到個案頭部上方，見證療癒開始發生。看舊記憶被送到造物主的光中，來自一切萬有造物主的新能量取代舊能量。
6. 該過程完成後，立即沖洗乾淨並回到自己的空間。進入地球，通過所有脈輪將地球能量向上拉至頂輪。進行能量切割。

此過程對以下這些人來說是有益的：已經病了一段時間、做過手術，或者聽到醫生說自己已經病危的人們（特別是當他們在無意識之下聽到負面的事情或者經歷了負面的創傷）。釋放游離飄盪的記憶，允許大腦創造一個健康信念的新場景。

每當我幫病危的人療癒時，我都會使用這個練習，以及「送愛給子宮裡的胎兒」和「療癒破碎的靈魂」的練習（參見之後的章節）。我發現這些練習應該反覆使用，大腦會一次釋放盡可能多的游離飄盪記憶，但可能不會全部釋放。例如，如果這個人做過很多手術，那麼這個練習可能就需要做好幾次。

18 送愛給子宮裡的胎兒

這個練習曾在《希塔療癒》提出，因為它非常重要，所以值得於此再次介紹。

受孕

您是如何被懷胎的？您是否是在受期待的情境之下誕生？有些人可能是在沒有避孕的情況下出生。當您出生時，您的母親是感到幸福還是不知所措？您出生時的情況又是如何呢？

在古老夏威夷的文化裡，從不會對懷孕的女人說一些負面的字眼。人們認為，如果先生在配偶懷孕期間與她發生爭執，那麼先生在產婦分娩後將受到懲罰。在基督徒定居群島之前，人們認為嬰兒需要有最好的生存環境，並且必須在好的能量和好的頻率振動包圍之下出生和成長。

您出生時父母在談論些什麼？是興奮和歡迎的能量？還是在吵架？他們為您的到來感到高興嗎？當您出生時，天氣溫暖嗎？您被帶離媽媽身邊了嗎？您有被餵養母乳嗎？這些記憶都保留在您體內。當時所說的每個字都會被細胞吸收。哪些詞使您感到自己的不足、不值得、有罪惡感，或者讓您覺得很精采並爲自己感到驕傲的？

從父精母卵結合的那一刻起，還是胎兒的您就能感受到周圍的一切。您母親的感覺、情緒及信念會傳給在子宮裡的胎兒、也就是您；您能感覺到受創的思緒、不被需要的感受、過度情緒起伏及壓力，進而影響血液中的去甲腎上腺素和血清素的含量。酒精及藥物會影響胎兒的心理健全及身體發展。

「送愛給在子宮裡的胎兒」的練習

「送愛給子宮裡的胎兒」這個練習是令人驚奇的療癒過程，對很多疾病都有幫助，例如胎兒酒精中毒症、躁鬱症、過動、自閉症及強迫症等，都有可能因此而治癒。此練習似乎還有助於癲癇、哮喘和其他與胎兒在整個孕程中所受到有關心理情緒的影響。

有些胎兒受孕時一開始是雙胞胎，但自然淘汰的結果只允許大約三分之一的雙胞胎成孕出生。這種情況有時會導致存活下來的孩子極度孤單，而這樣的孤獨感會跟隨著他一輩子，但是此練習不僅能釋放掉這種情緒感覺，還會將另一個被自然淘汰的胎兒能量送給光。

您可以對自己、您的孩子和父母進行此練習——當然還是得取決於他們是否願意接受這個療癒的能量。這是少數可以在沒有家人口頭同意的情況下進行的練習（因爲與您在遺傳層上有連結的人們會不知不覺地接受或拒絕正在發送給他們的療癒能量）。

這項練習讓我與母親的關係起了驚人的變化。它能幫助長期爭吵的父親、母親及其子女聚在一起。我建議您在個案和自己身上來使用這個練習。對於個案，您必須獲得他們的口頭同意才能進行此練習。

向子宮中的嬰兒傳遞愛的過程

1. 集中意念到心輪，想像自己與大地之母連結，是「一切萬有」的一部分。
2. 想像能量從您的腳底向上湧現，打開身體各處脈輪直至頂輪，並在頭頂出現一個您身置其中的美麗光球，一直往宇宙移動。
3. 超出宇宙、越過白色的光、越過黑色的光、再越過白色的光，越過果凍狀的物質，我們稱之為法則，進入似珍珠光澤的白光之中，進入第七存有界。
4. 下指令：**一切萬有的造物主，我現在下指令回溯到此人的胎兒時期，把愛送給這個還在母親子宮的胎兒。謝謝，完成了。完成了。完成了。**
5. 現在去見證造物主無條件的愛環繞在胎兒的周圍，無論這個胎兒是您、您的小孩或是您的父母。見證子宮裡充滿了愛，胎兒被愛團團包圍。見證所有的有害物質、毒素、負面情緒自然而然地消失。

6. 該過程完成後，立即沖洗乾淨並回到自己的空間。進入地球，通過所有脈輪將地球能量向上拉至頂輪，然後進行能量切割。

19 療癒破碎的靈魂

我所得到的大部分信息都是在我上課時接收到的。「療癒破碎的靈魂」的過程，即是出現於我在澳洲教的一堂直觀解剖學課。有位學生因失去女兒而悲痛欲絕，她被擊垮了，無法從中恢復過來。她在課堂上很傷心、很絕望，不管我對她做了多少挖掘工作，她總是重複著那句可憐的話：「我的心破碎了。」

那天晚上，我問造物主我能如何幫助她，「我聽到了，維安娜，療癒她破碎的靈魂。她人生中的悲傷使她的靈魂破碎了。」

我問造物主我是否也有破碎的靈魂，我聽到的回答是：「絕對有！」

我說，「可是我一直在收回我的靈魂碎片！我不可能有破碎的靈魂。」

接著，我在第三眼中看到了只能形容那是構成我靈魂能量泡泡的裂縫。我請求造物主療癒我破碎的靈魂，我見證了裂縫被療癒，我的靈魂開始重生。我看到了我從未釋懷的舊悲傷，看到了我忙得沒時間去哀悼的舊悲傷和創痛被治癒了。

我對清理的內容感到驚訝。我確定那是虐待，但顯然我之前已經療癒過了。結果完全出乎我意料。

在我和孩子的父親第一次分手的那段時間裡，我發生了車禍，對方將我撞到某人的前院。我用他們的電話打給我丈夫、請他來接我。我告訴他我把汽車撞壞了，他卻跟我說橄欖球比賽一結束他就來接我。在那兒，我受了傷，很害怕，很脆弱，他卻告訴我他會先看完他的橄欖球比賽！在那一刻，我意識到我無法在正常的情況下和這個人一起撫養孩子，一切都結束了。當一切萬有的造物主治癒了我破碎的靈魂時，這一事件帶來的創痛才得以完全清理。

第二天早上，我感覺很不一樣。那天我幫班上的那位女士做了同樣的工作。我見證造物主治癒了她破碎的靈魂，她也感覺好多了。這就是這個過程的誕生。

我意識到，人的靈魂可能會被生活中許多奇怪而殘酷的事情打碎。當一個人的感情受到了無法彌補的傷害，或者他們沒有足夠的時間去哀悼悲傷，就會在靈魂的能量中形成裂縫。這解釋了我在許多癌症個案身上發現的模式。您可以幫他們的空間填滿各種各樣的能量，但他們就是無法留住。療癒就會消失。現在我知道這是因爲他們的靈魂破碎了。

這個過程顯示給我後不久，我就前往華盛頓西雅圖去教一個早期的進階課程。我的一些直觀解剖學的學生參加了，我便幫他們做了破碎靈魂的療癒。他們都有很棒的感受，除了有個人讓我覺得很困難。在此之前，她是一個令人覺得帶有敵意的人，我懷疑她和我之間存在一些競爭問題。我很少從學生身上感受到如此的憤怒和嫉妒。在這個過程中，因爲她的靈魂需要一段時間才能聚到一起，她決定離開她的空間，取消這個過程。這使得她幾乎在每一層面上都沒有完成，她開始表現出一種非常不穩定的狀態。那天晚上，她變得精神失衡，和她的直觀解剖學同學們鬧了一場大戲。隨著時間的推移，幸運的是，在同學們的支持下，她變得更加鎮定了。任何時候當您想要療癒一個人破碎的靈魂時，最好確保對方的精神是穩定的。

我希望那個特別的學生能克服她對我的感覺。然而，到今天爲止，我認爲她沒有，而且，令人難過的是，我認爲她也沒有克服她對「療癒破碎的靈魂」的厭惡。這是一個例子，說明了爲什麼療癒師見證過程的完成以及得到個案允許是如此重要。

在那次慘敗事件之後，我對教授這項技術有點懷疑。然而，當下一次在愛達荷州福爾斯學行的進階DNA課程開始時，神說：「今天您要教他們如何療癒他們破碎的靈魂。」更多細節如下——

維安娜，您不是把多重人格障礙放在一起。您不是在治癒他們破碎的大腦，而是在治癒他們靈魂的一部分。在這個過程結束之前，您絕不能離開。您必須見證它，直到代表他們靈魂的旋轉球順時針旋轉。如果您以逆時針方向的能量離開他們，將會帶來他們過去所有的舊有創痛，他們就必須在允許他們的靈魂癒合之前處理它們。這會使他們在這幾天內感到掙扎與困難。如果您完全完成了，他們就會一切安好。

所以我繼續教這個技巧。然而，有些人有點害怕這個過程，他們把它「裝飾」得太多了，而不只是看著造物主工作。這讓他們經歷了創痛。由於他們的干擾，原本可以在三十秒內完成的工作，他們花了三天時間才完成。

眞理的法則告訴我，當一個人死了，靈魂就會回到造物主那裡，透過造物主得到修復。眞理法則給了我另一種選擇（眞理法則總是給我們另一種選擇）：「維安娜，療癒靈魂，其餘的就會隨之而來。」

我問：「如果這是眞的，那您爲什麼要教我先療癒肉體，再療癒靈魂呢？」

我聽到：「維安娜，您是根據您的需要來學習的。您必須先學會療癒身體，然後才能療癒心靈，然後才能學會療癒靈魂。這是因爲您還沒有準備好。這是您當時所能接受的，您必須一次清理一件事。」

這是眞的——我第一次學習療癒身體是在一次深度的希塔腦波中。然後我意識到心靈可能會干擾療癒，所以我被賦予了信念挖掘的工作。直到那時，我才知道，靈魂也需要被療癒。

療癒破碎的靈魂

靈魂是壯麗的！人們沒有意識到它比身體更神聖，更廣闊。我們的靈魂是如此廣闊，所以我們可以同時存在於許多維度下的每個地方，沒有時間限制地能同時到達許多地方。

每一世都有一根繩索繫在我們的靈魂上。這與所有存有的層面相連結。我相信我們同時是所有存有界的一部分。我們的能量是驚人的。身爲一切萬有造物主的一部分，我們以自己的方式達到完美。

但是，就像我們的身體可能會被破壞一樣，我們有時也會積累情緒問題，以至於靈魂的能量場開始出現裂縫。有時，生活在這種現實的幻覺中，會令人變得緊張，以至於被現實的嚴酷和發生在自己身上的所有可怕事情壓垮。因爲這種沮喪，我們可能會感到內心空虛。這是比悲傷更悲傷的事。

極端的身體和情緒疾病也會破壞靈，對靈魂造成傷害。靈與靈魂不同。靈在我們體內。靈魂是我們的一切。

如果我們的能量場變得太過破碎，我們將會爲了修復我們的靈魂而死去。在更大的覺知中，這是一件小事，是一種可以接受的修復靈魂方式。對於靈魂來說，死亡並不是什麼大事。在第三界上，我們對死亡有個眞正不尋常的觀念：我們始終把它當作是結束。但實際上，這只是另一步。

所以，療癒靈魂的舊方法是讓它離開這個地方，但現在有了另一個過程。有些人仍寧願以死亡來療癒自己的靈魂，因爲它已經變得如此破碎，但是「療癒破碎的靈魂」的過程也可以幫助他們。

當您和某人一起工作的時候，您應該首先問一切萬有的造物主，他的靈魂是否已經破碎。不要使用能量測試，因爲這在此特殊挑戰中是不準確的。進入這個人的空間，如果他有一個破碎的靈魂，您會看到一個有裂縫或破損的能量球。

當有人說「我很傷心」時，這也表明您需要療癒破碎的靈魂。

θ

我建議您先幫這個人在其信念系統上療癒，這樣他會信任您，允許您療癒他的靈魂。「信任」在任何療癒中都是非常重要的。

您應該問造物主如何在靈魂方面幫助此人，因爲療癒方法因人而異。

事實很明顯，破裂的心或破裂的靈魂不能被修補，而是一定要「重新創造」。一旦造物主重新創造了心或靈魂，此人會因以往的經驗而變得更強壯。就像鳳凰浴火重生，經歷了重生，就有了創造。

療癒破碎靈魂的過程

首先，我想讓您們看看這個人的眼睛，因為眼睛是靈魂之窗。您的每一世都帶著這雙眼睛；也就是說，即使在靈界，您們的眼睛也是一樣的。

1. 集中意識在心輪。
2. 開始把您的意識送進地球母親的中心，它是一切萬有的一部分。
3. 把能量通過您的腳帶到您的身體，通過您所有的脈輪。
4. 上升通過您的頂輪到一個美麗的光球，通過行星到宇宙。
5. 超出宇宙、越過白色的光、越過黑色的光、再越過白色的光，越過果凍狀的物質，我們稱之為法則，進入似珍珠光澤的白光之中，進入第七存有界。
6. 集中無條件的愛，下指令：**一切萬有的造物主，我現在下指令改變此人（姓名）破損的靈魂，此刻，再造一個完整的靈魂。**謝謝您，完成了。完成了。完成了。
7. 把您的意識經由頂輪移至個案的空間去做見證。觀想一顆有裂縫或破損的光球或球體。看著造物主令這球體以逆時鐘方向旋轉，然後慢下來直到完全停止。之後，見證球體開始以順時鐘方向旋轉，裂縫或破損消失，球體變得完整。偶而您可能會處在一片虛空當中，您只需等待直到球體出現。不要懷疑您所看到的，那不是您的工作。您的工作只是去見證。有些人需要的時間可能比別人久。過程中您療癒的個案可能出現情緒低落的狀態，記得反覆去問造物主這人是否完成了，避免中途取消進行中的療癒。耐心等待直到全部完成，最後問「造物主，完成了嗎？」然後等待造物主的回答。

8. 見證完成時，連接回一切萬有的能量，深吸一口氣，做能量切割。

當您見證靈魂被療癒時，您看到的第一件事可能是它開始順時針旋轉，然後是逆時針旋轉。它會像蓮花一樣地綻放。您可能會看到藥癮者的靈性能量從那裡飛離，並且可能有典型的符號。如果您看到能量從外面飛回來，這些可能是靈魂碎片。當我們拉回我們的靈魂碎片時，會有額外的能量被添加到靈魂裡。

當靈魂正在療癒時，能量將轉向人的身體。它將下來進入心輪並旋轉，然後您將看到它變成一個巨大的光球體。直到您看到這個球體順時針旋轉，這個過程才算完成。如果您離開時沒有見證到這種情況，那麼這個人會在幾個小時、幾天、幾週甚至幾個月的時間裡處理情緒。有時療癒的過程需要相當長的時間，所以要有耐心。我見過最長的一次療癒花了十五分鐘。

一旦此人破碎的靈魂被療癒了，就會擁有之前所沒有的活力。此過程將能量注入線粒體，並將ATP注入細胞。當靈魂修復時，將有可能找到並且療癒以前難以看到的信念與身體疾病。

靈魂就像世界樹（Axis Mundi）。造物主就是整棵樹、地球和其他一切。大樹枝是靈魂，小樹枝是高我，而葉子是身體。

20 心之歌

二〇〇六年七月，我開始感到極度疲勞。我認爲是我的肺出了問題，於是我開始療癒它們。當我在療癒過程時，造物主的聲音進入我的腦海，問：「您在做什麼？」

我回答說：「我正在療癒我的肺。」

造物主說：「不是肺的問題。您有鬱血性心臟衰竭。」

我絕望地喊著：「不可能！我這麼年輕。」

爲了確認這就是我的情況，我和醫生約好了時間。醫生在爲我做了一些檢查後，他說：「很遺憾地，您有鬱血性心臟衰竭。」

我問：「我該怎麼辦？要如何治療？」

醫生說：「試試這種藥，看看是否有效。因爲您還年輕，我們可以把您的名字放在等待心臟移植的名單上。」

在這淒涼時刻，我對自己喊道：「別再來了！醫生又一次告訴我——我要死了。」我陷入了「可憐的我」的深淵。然而眞正讓我心煩的是，我做了這麼多關於信念的工作，現在我知道我必須做得更多。

我開始吃藥，心想：「好吧，我已經答應去參加下一次的希塔療癒研討會了。我必須遵守我的諾言。」

大約在我去羅馬的前兩週，也就是我要去參加研討會的時候，我家裡來了一些客人。他們是來自紐約的專業音樂家，正在上我的直觀解剖學課。他們是來吃飯和演奏音樂的。其中一位演奏了一曲美妙的中提琴樂曲，琴聲充滿了哀傷，扣人心弦。

另一位音樂家則請我幫他作曲。他們讓我唱出心中的音樂。我上了存有界，連接到第七界，開始用悲傷的聲調唱歌，我感到一種奇怪的情緒從心裡湧出。當我感覺這些能量正透過我唱歌的音調從我身上被提升時，我突然看到了我不快樂和生病的所有原因。我意識到，我心輪的分子裡藏著舊日的悲傷。我一直致力於我的信念，卻從未想過要把我的心從古老創痛中解放出來。這就是爲什麼我心裡一直感到一種無法擺脫的痛苦。我閉上眼睛，讓所有的悲傷以一種發自內心的語氣流露出來。我繼續保持這個音調，直到我上氣不接下氣，接著再重新唱一次。

當我唱完、音樂停止時，我睜開眼睛，看到房間裡的人都在哭。在那一刻，我意識到我已經找到了一種方法，能讓別人的痛苦和苦難得以融化。

當我們出生在這個星球上時，我們都吸收了一些悲傷的頻率，特別是我們這些很有直覺力的人。許多療癒師都知道，他們的心中始終埋藏著某種悲傷的、憂鬱的感覺。當我們來到第七界，聆聽我們心中的旋律時，我們會立刻感到振奮，因爲我們設法去化解前幾世代的痛苦能量。我發現，讓悲傷過去的最好辦法是低聲細語。大喊大叫不會有同樣的效果。我不知道的是，在唱心之歌的過程中，已經治癒了我的心。現在我會在進階課程裡用心之歌去清除人們的悲傷。

來自於心的聲音：心之歌

這個練習的目的，在於用一種來自內心的音調、以一首連續的歌曲，來釋放過去和現在的悲傷與憤怒。每個器官都有自己的歌聲，我們可以透過唱這首悲傷的歌來釋放每個器官的負面影響。

爲了做到這一點，我們必須走出我們的空間，下指令，讓悲傷從我們的心中釋放出來，如下所述。只有自己才能夠釋放自己心中的悲傷和痛苦——沒有人能代替。療癒師不能爲個案釋放它，只能藉著鼓勵個案創造音調來幫助個案。

此過程與人類的集體意識息息相關。當這一過程結束時，我們將在全球層面上釋放全人類的痛苦。許多做過這個練習的人將連接到世界層面去釋放憤怒、憎恨和痛苦的普遍音調。

請記住，身體裡有三種分子，它們與靈魂一起去到任何地方：一種在松果體裡，釋放情感和身體程序；一種在心輪，釋放舊的悲傷和憤怒；還有一種在脊椎底部。這個過程激活了心輪中的分子。療癒師應通過以下方式引導個案：

心之歌的過程

1. 集中意念到心輪，想像自己與大地之母連結，是「一切萬有」的一部分。
2. 想像能量從您的腳底向上湧現，打開身體各處脈輪直至頂輪，並在頭頂出現一個身置其中的美麗光球，一直往宇宙移動。
3. 超出宇宙、越過白色的光、越過暗色的光、再越過白色的光，越過果凍狀的物質，我們稱之為法則，進入似珍珠光澤的白光之中，進入第七存有界。
4. 下指令：**一切萬有的造物主，我下指令請您用我聲音的音調，把悲傷從心中的歌中釋放出來。謝謝您，完成了。完成了。完成了。**
5. 想像一下，進入到音樂的法則，請求音調來釋放心中的悲傷和憤怒。想像您正在深入您的心靈。傾聽您內心的悲傷之歌。讓它從您的聲音中流露出來，從您的歌聲中流露出來。
6. 當您傾聽內心的聲音時，傾聽所有的怨恨，所有關於戰爭、飢荒、仇恨和憤怒的挫折。讓鎖在心輪的聲音從您的口中釋放出來。然後對身體的所有器官做同樣的處理。

7. 該過程完成後，連接回到一切萬有的能量。深呼吸進行能量切割。

小提醒

- 療癒師應鼓勵個案從口中發出聲音，並持續直到所有負面情緒從心中釋放出來。
- 唯一可以告訴個案過程已經結束的方法是讓個案感覺已經結束了。他們會覺得好像他們已經從心中釋放了所有累積的悲傷和憤怒。
- 如果個案需要從心裡釋放很多層次，這個過程可能要做不止一次。
- 個案可能不完全信任與另一個人一起釋放所有儲存的悲傷。然而，當他們獨處時，他們可以使用這個過程。
- 這首發自內心的歌不是很響亮，而是一種穩定的中性調子。

心靈之歌

以下是一個發生在課堂上的例子。

維安娜（對著男人）：上去和造物主連接，然後回到您的內心。我想讓您聽聽它的音樂，只有在心跳動時才能聽到。我想讓您唱出您聽到的旋律。

那個人開始用憂鬱的聲調唱歌。

維安娜：您在釋放舊的能量。您感覺怎麼樣？

男人：感覺好像有什麼東西在打開。

維安娜：我會教您知道「您是安全的」及「您可以做出改變」是什麼感覺。這些概念與您的心靈相連。您接受這種感覺嗎？

男人：是的。

他唱了十五分鐘，然後似乎唱完了。

維安娜：好，我想您完成了。您現在感覺怎麼樣？

男人：我覺得我復活了！

維安娜：您誇大了嗎？

男人：不，我是發自內心地說！

維安娜：從充滿活力的角度來看，您感覺如何？

男人：我覺得我還活著。

維安娜（對全班）：當您這樣做時，請用手觸摸對方的心臟。您內心有這種感覺多久了？

男人：我一直都有這種悲傷的感覺，但現在我感覺自由了。帶著悲傷的這段時間一直很艱難。我和您一起唱了十五分鐘，我從來沒想過我嘴裡會發出這麼奇怪的聲音。不過，不知怎麼的，我認出了他們，我從宇宙之外看到了我的前世。

維安娜（對全班）：我們每個人都是不同的，這個練習可以持續兩分鐘，也可以持續十分鐘，因人而異。對於使用這種技巧的客户，您應該做的第一件事是要有耐心，幫助他們保持音調，直到他們完全完成。然後，您可以教導他們安全並在這個世界上佔有一席之地的感覺。

如果您聽到他們唱的是快樂的調子，告訴他們要更深入地挖掘他們的內心。

我的媽媽試著做這個練習，但是從她心輪出來的音樂讓她感到太悲傷，所以她決定不再做。我的小女兒也試過，她唯一能唱的就是快樂的音樂，我想這也反映了她內心的想法。

心之歌下載

我所經歷的一切都很重要。

這一次，我知道如何喚醒人們的潛力。

21 清理無生命物質的信念工作

如您所知，物體可以留存記憶、情緒和感覺，以及在其內外所發生一切而產生的幽靈印記。因此，您事實上可以教您的房子「什麼是家的感覺」。好好檢視您的房屋，看看是否需要對房屋進行信念工作。如果是一間年代久遠並且擁有很多歷史的房子，可能會從曾經居住在裡面的人們那兒獲得剩餘能量。拔除您在房屋上發現的所有詛咒，然後發送到造物主的光中。您的家需要與您的靈魂和能量產生共鳴。

教導您的房子擁有喜悅和慈悲的感覺是什麼，它將會療癒到所有走進房子或居住在其中的人們。

如果您在家中會覺得不舒服，請這麼做：把所有悲傷創痛的記憶都送到造物主的光中。用噴泉和鏡子來裝飾房子，因爲您的家就是您的反射。清除您所有不喜歡的物品，包括衣服。用您想要的方式去裝飾您的世界。由於無生命的物質會收集思想和感覺，因此請與您想要的內容一起進行下載。

藉由信念轉換，您可以拔除土地上的詛咒。您可以把靈魂碎片還給土地，就像幫人們做療癒一樣。

這個練習在《希塔療癒》中也有提到過，但很值得在這裡再次講述。我們可以在任何物體上進行信念和下載感覺的工作，這些信念和感覺會反射到您想要創造的環境中去。這個練習也可以針對任何物體而變化。

1. 集中意念到心輪。
2. 想像自己與大地之母連結，是「一切萬有」的一部分。
3. 想像能量從您的腳底向上湧現，打開身體各處脈輪直至頂輪。
4. 通過您的頂輪一直往上，往上並投射出您的意念，超越了星星進入宇宙。
5. 超出宇宙、越過白色的光、越過黑色的光、再越過白色的光，越過果凍狀的物質，我們稱之為法則，進入似珍珠光澤的白光之中，進入第七存有界。
6. 收集無條件的愛並下指令：**一切萬有的造物主，我現在下指令以最好最理想的方式去教這房子／物質（或任何您想要教的）感覺。謝謝祢，完成了。完成了。完成了。**
7. 去見證療癒。
8. 完成後，重新連接一切萬有的能量，深吸一口氣，並進行能量切割。

22 折疊時間

有一則古希臘的謎語：什麼東西會吞沒了在它之前與之後的東西，以及所有正在觀看的人？

答案是：時間！時間吞噬了過去和未來，以及所有正在觀看的人。

在希塔療癒的共同創造過程中，時間並不存在。在透過一切萬有造物主進行療癒的過程中，時間會緩慢爬行或完全停止。發生這種情況，是爲了使正在進行的不計其數的療癒能有時間完成，而不會導致個案在身體、心理或精神層面上感到任何不適。您必須意識到，一旦下指令並且您的大腦見證與接受了療癒，療癒就已經在當下和實像之外的空間裡完成了。去成爲見證人，將療癒帶進時間和實像裡。您必須去見證療癒的完成，才能在物質世界中眞正實現療癒。見證即時療癒就是折疊時間的一個例子。

時間是一種幻覺，是重力法則，也是最容易折疊的法則之一。有一天我開著車去上班而且遲到的時候，領悟到了這一點。我上去到我的空間見證到有一個時鐘，我看著時鐘，下指令自己走得比時鐘快。所以當我到達工作地點時，我必須上七下指令去見證將時間還原到正常設定！透過這種方法，人們可以在幾分鐘內去感受擁有九個小時的睡眠品質。但是，這個信念是必須被你所接受的，否則您仍然會感到疲憊。

以下過程可以學習到透過摺疊時間法則的能力，來有意識地改變事件：

摺疊時間的過程

1. 集中意念到心輪，想像自己與大地之母連結，是「一切萬有」的一部分。
2. 想像能量從您的腳底向上湧現，打開身體各處脈輪直至頂輪，並在頭頂出現一個身置其中的美麗光球，一直往宇宙移動。
3. 超出宇宙、越過白色的光、越過黑色的光、再越過白色的光，越過果凍狀的物質，我們稱之為法則，進入似珍珠光澤的白光之中，進入第七存有界。
4. 下指令：**一切萬有的造物主，我下指令時間透過以來自於第六界的時間法則，從年、月、日、時被改變。謝謝。完成了。完成了。完成了。**
5. 到存有的第六界，並連結時間法則，去見證法則進行所需的更改。

6. 當您完成後，重新連接一切萬有的能量，深吸一口氣，並進行能量切割。

當您有能力進行此練習時，便是一個很好的徵兆，代表您已準備好學習DNA3。

23 記得您的未來

有一個老婦人的傳說，是關於靈通者無法看到自己的未來。這不是眞的。靈通者不僅可以看到自己的未來，而且還可以創造自己的未來。

從現實生活中的機械論❶觀點來看，您看不到自己未來的原因，是因爲它根本還沒有發生。然而，我相信過去、現在和未來都是在同一個時間點上，它們是同時存在且互相牽引的。我相信我們會同時生活在這三個時空當中，如同我們可以記住過去一樣，我們也可以記得未來。我認爲我們意識中的一部分超越了過去、現在和未來，也就是存在於所有人內心、能夠改變實像的：神性的自我、創造的光。

如果您連結到第七界的造物主並請求去記得您的未來，您就能清楚地看到它。這需要練習。在許多例子裡，靈通者只顧著創造出自己想要的未來，而忽略了其他人、事、物和自己的神聖時機（請參閱下一章）。但是一個優秀的靈通者可以很容易地意識到自己在生活中創造了一切，而且在此同時，也會注意到其他人的人生及權利。

有幾種方式可以記住您的未來。一種方法是上去到造物主那，然後要求帶您到「時間法則」的阿卡西紀錄裡。我自己比較喜歡的方式是去到一切萬有的造物主那，站在宇宙的邊緣，在那裡您可以同時看到自己的過去、現在和未來。用這個方法還有一個好處，一旦您連接到第七存有界，如果您不喜歡您看到的未來，您可以簡單地去改變它……，或者更好的方法是：創造一個您喜歡的未來。

記得您的未來的過程

1. 想像到第七存有界。
2. 下指令：**一切萬有的造物主，下指令請讓我現在看到並記得我的未來。謝謝。完成了。完成了。完成了。**

關於您的未來，另一件需要記得的事是：因為基因的譜系就像一條鏈子，將過去與現在連在一起，而現在又與未來相連結。當我們的信念改變時，將影響著我們過去的祖先和現在的親人，從而改變了未來。

❶機械論是一種對於自然界的信念，認為自然界整體就是一個複雜的機器或工藝品，其不同組成部分間並沒有內在聯繫。

24 神聖時機

「神聖時機」是什麼意思呢？

- 我相信我們是以神性的方式存在於這個存有界上，並受到神的指引。
- 我相信有些事情是轉世前就預先計劃好的，我們在這個世界上完成這些事情是因為那是我們的選擇。
- 我相信我們屬於同一個靈魂家族。
- 我相信，隨著我們透過不斷學習去發展，我們會因為我們的神聖時機而與我們的靈魂家族相聚。
- 我相信，我們神聖眞理的一部分跟著我們一同轉世，並帶進到我們的信念系統，使我們深深相信著。
- 我相信我們在這裡是為了連結到一切萬有造物者的能量並且學習。這才是最重要的：從這個存有界中學到很美好的東西。

每個人都有自己的神聖時機。這是由造物主給出的，與所有其他人在存有第三界上的時間安排有關。爲了我們自己，我們所有人都必須尊重神聖時機。但是，作爲上帝神性光的我們，擁有自由意志，在小我和固執之中，有時我們會背離神聖時機的順流。然後我們會想知道，爲什麼事情總不會「按照我們的方式進行」。

宏觀地看，地球本身就有自己的神聖時機。這就是爲什麼最好下指令知道地球的神聖時機是什麼的原因。一旦您意識到神性的宏偉計劃時，它將會爲您開啓一個新的認知，可以用於解讀、療癒並顯化您生活中所想要的。當您了解事物的宏偉計劃時，您將知道何時顯化、如何顯化以及如何運用這些知識去顯化。

「神聖的時機」還可以使您更加理解當您在解讀或療癒某個人時所發生的情況。在某些情況下，去詢問造物主的神聖時機是有用的。

請記住，神聖的時機是已經計劃好的。即使我們不了解，對我們來說都是最高最好。信念挖掘工作將幫助我們了解和順應自己的神聖時機。

您可能會問，「我的神聖時機有可能改變嗎？」改變某些事情是可能的，但神聖時機是我們來到這裡的部分原因，也是我們來到這裡要做的事情，所以改變它就是違背它。例如，我必須持續教課的動力與我自己的神聖時機有關。不要誤解我的意思——如果您能預見未來，那麼未來向來是可以改善的。但神聖時機與您生命中的重大事件有關，有些無法改變。其中一些是關於生育和與靈魂伴侶相遇。

在神聖時機的練習裡，連接一切萬有的造物主，並要求看見和知道您的神聖時機。這和前面所提到的解讀您的未來不一樣。如果您可以準確地看到您的未來和您的神聖時機，代表您已準備好上DNA3的課程了。請記住，這需要練習。

請爲自己下載以下的內容：

- 在所有層面上我知道神聖時機是什麼。
- 我知道如何爲未來做計劃。
- 我知道機會是什麼。
- 我知道如何抓住機會。
- 我知道堅持到底是什麼感覺。
- 我知道計劃未來是什麼感覺。
- 我知道如何看見未來。

啓蒙與死亡之門

您會發現隨著您靈性不斷成長，一切萬有的造物主可能會告訴您，您正在經歷一次「小小的啓蒙」，這意味著您靈性成長得很順利，現在有機會在您的進程中邁出下一步。由您的自由意志來決定接受或拒絕這種揚升。很多時候，我們抗拒改變反而會把事情複雜化。如果您能優雅地接受這種啓蒙，這將是簡單的過程。拔除「啓蒙是困難」的這個信念，實際上，對於一切萬有造物主的神性光來說，它們只是我們在靈性存有進程中的標記而已。

死亡之門是啓蒙的一個形式，這只是在告訴您，您已經完成了在地球上所有要做的事情，並為您提供去另一個存有界的選擇。如果您選擇留下，您將獲得另一個遵循的目標。僅僅因為您有過瀕臨死亡的經驗，通常並不代表您必須抓住這個死亡機會，儘管有時候您別無選擇——造物主在呼喚您回家。在我們的一生之中有數百扇的死亡之門，然而，大部分的時候我們根本沒有注意到。這些選擇是連結自己的高我所決定，而從高我連結了自己的靈魂。

當一個人拒絕死亡之門時，人生就會改變，會在靈性上成長。有了這個轉變，新的守護天使就會指派給這個人。這是啓蒙發展的開始。

要改變任何負面的死亡之門信念，請使用信念挖掘工作。對人們進行能量測試，在他們口頭允許的情況下，拔除並取代任何對他們不是最高最好的信念。將能量測試「我必須經歷死亡之門才能獲得靈性上的成長」，替代成「我可以在沒有戲劇化的人生中輕鬆學習並獲得靈性上的成長」。

根據自由意志法則，您無法四處爲他人關閉死亡之門。只有他們自己可以選擇關閉。從更深層次上來說，這是他們的選擇。但是，您可以做的是教他們使用信念和感覺工作。如果您教他們擁有幸福快樂的生活是什麼感覺，他們就會想要活下去。例如，當您幫患有乳癌的女性做信念挖掘工作時，首先請給她以下的信念和感覺，她的身體就會開始恢復健康：

- 開心是可以的。
- 繼續活下去是可以的。
- 我是重要的。
- 我是被珍惜的。
- 我是被聽見的。
- 我可以被傾聽。
- 我可以溝通。

永遠記住，死亡只是另一個開始。

瀕臨死亡體驗

瀕臨死亡體驗通常是成長的啓蒙。訣竅是超越瀕死經驗的需要，才能在靈性上前進。大多數的人們必須經歷某種啓蒙才能成長。啓蒙通常與我們的神聖時機息息相關。每次都帶來與一切萬有造物主的深化關係和我們靈魂能量的轉變。重要的是我們要允許這些轉變發生。它們不需要是痛苦的。敞開您的心，說出來，「一切萬有的造物主，我已經爲下一步做好了準備。」觀想來自造物主的新能量，被下載到身體的四個信念層面，並發送到您靈魂領域的一切。此過程將使您在幾分鐘（而不是幾個月）的時間內完成啓蒙。

然而，在經歷啓蒙時，要小心負面的小我溜進您的生活中！當小我不再是您的朋友時，啓蒙就會變得很困難（小我需要平衡，平衡的小我才是我們的朋友）。

另外，請勿嘗試強行解決此問題。準備好後，您會揚升。我們每個人都有自己神聖的時機，當時機成熟時，您會往下一個里程碑前進。當您走到一切萬有的造物主面前時，正確地看待並接受您所看到的，您就快到了。

25

信念、下載和感覺

從過去九年的信念挖掘工作中，我發現了以下的下載和感覺能帶來的助益。我建議下載這些感覺（如果適用的話）。

能力

- 我了解造物主對發展我的能力的定義。
- 我了解以最高、最好的方式運用我能力的感受。
- 我知道如何充分利用我的能力來過每日生活。
- 我知道造物主對我能力的觀點。
- 我知道我有可能可以充分發揮自己的潛力。

接收

- 我了解造物主對汲取生命力的定義。
- 我了解造物主對接收信息的定義。
- 我了解接收信息的感覺。
- 我知道該接收什麼信息。
- 我知道如何以最高、最好的方式接收信息。
- 我知道如何在日常生活中接收信息。
- 我知道接收信息是有可能的。

成就

- 我了解造物主對成就的定義。
- 我了解以最高、最好的方式實現目標的感覺。

準確

- 我了解造物主對準確的定義。
- 我了解準確的感覺。

θ

- 我知道如何以最高和最好的方式做到準確。
- 我知道如何準確地過著日常生活。
- 我知道造物主對準確性的觀點。

發揮最大潛能

- 我了解造物主對我最大潛能的定義。
- 我了解達到最大潛能的感覺。
- 我知道如何達到最大的潛能。
- 我知道如何在日常生活中發揮自己的最大潛能。
- 我知道造物主對我最大潛能的觀點。
- 我知道有可能達到我最大的潛能。

行動力

- 我了解造物主對行動的定義。
- 我知道行動的感覺。
- 我知道何時採取行動。

- 我知道如何以最高和最好的方式採取行動。
- 我知道如何有行動力的過生活。
- 我知道造物主對採取最佳行動的觀點。
- 我知道可以採取行動。

癮

- 我了解不上癮的過生活是什麼感覺。
- 我知道如何生活而不會上癮。
- 我知道如何在不上癮的情況下過生活。
- 我知道造物主對如何生活而不上癮的觀點。
- 我知道不上癮的過生活是可能的。

充足性

- 我了解造物主對充足性的定義。
- 我了解充足的感覺。
- 我知道如何以最高和最好的方式做到充足。

θ

- 我知道充足是有可能的。

讚賞

- 我了解造物主對讚賞的定義。
- 我了解在不自負的情況下讚賞自己的感覺。
- 我知道如何以最高和最好的方式讚賞別人。
- 我知道如何過著讚賞周圍世界的生活。
- 我知道造物主對讚賞的觀點。

痛苦

- 我了解沒有痛苦地生活的感覺。
- 我知道不痛苦的過生活。
- 我知道如何擺脫痛苦。
- 我知道造物主對不痛苦過生活的觀點。
- 我知道沒有痛苦地過生活是有可能的。

酗酒

- 我知道不成爲酗酒者的生活是什麼感覺。
- 我知道如何在不酗酒的情況下生活。
- 我知道如何在日常生活中不酗酒。
- 我知道造物主對生活裡沒有酒精的觀點。
- 我知道沒有酒精也可以生活。
- 即使沒有酒精，我也可以生活在最高最好的世界裡。

天使

- 我了解造物主對光明天使的定義。
- 我了解天使般的感覺。
- 我知道如何以最高最好的方式成爲天使。
- 我知道如何像天使一樣過我的日常生活。
- 我知道造物主對天使的觀點。
- 我知道成爲天使是有可能的。

θ

答案

- 我很容易就能得到答案。
- 我了解造物主對問題的答案的定義。
- 我了解透過造物主得到答案的感覺。
- 我知道答案。
- 我知道什麼時候該有答案。
- 我知道如何得到最高最好的答案。
- 我知道造物主對答案的觀點。
- 我知道透過造物主接收答案是有可能的。

焦慮

- 我沒有焦慮。
- 我有健康的人生觀。
- 我很開心，周圍的人無法讓我失望。
- 我從未失敗或放棄。
- 生活是一種有意義的挑戰，我喜歡。

- 在我的生活中，善良永遠是贏家。
- 我的生活充滿了美好和希望。
- 我是一個負責任的人，我相信自己。
- 別人尊重我的力量。
- 我的感官尋找正面的感覺。
- 我可以為我的未來帶來好的機會。
- 正向思考控制著我的思維。
- 我從不恐懼，也從不孤單。
- 我與人生、過去、現在和未來融為一體。
- 我掌握自己的命運。
- 我了解不焦慮過生活的感覺。
- 我知道如何不焦慮地生活。
- 我知道如何在日常生活中不焦慮。
- 我知道不焦慮的過生活是有可能的。
- 我了解造物主對享受人生的定義。
- 我了解享受人生的感覺。

θ

- 我知道如何享受人生。
- 我知道享受人生是可能的。
- 我明白自己的想法能運用自如是什麼感覺。
- 我知道如何將自己的想法運用自如。
- 我知道如何以掌握自己的想法來過日常生活。
- 我知道將我的想法運用自如是有可能的。
- 我了解造物主對善良和希望的定義。
- 我了解擁有善良和希望的感覺。
- 我知道造物主對善良和希望的觀點。
- 我知道擁有善良和希望是可能的。
- 我了解相信自己的感覺。
- 我知道如何相信自己。
- 我知道如何過我的日常生活且相信自己。
- 我知道造物主對相信我自己的觀點。
- 我知道相信自己是可能的。
- 我知道如何區分別人的感覺和我自己的感覺。

冷漠

- 我了解造物主對不冷漠生活的定義。
- 我了解不冷漠地過生活是什麼感覺。
- 我知道如何以最高、最好的方式生活而不冷漠。
- 我知道如何不冷漠地過我的日常生活。
- 我知道造物主對不冷漠過生活的觀點。
- 我知道不冷漠地過生活是有可能的。

感激

- 我了解造物主對感激的定義。
- 別人都很感激我。
- 我了解感激他人的感受。
- 我知道如何用最高最好的方法被感激。
- 我知道如何感激地過我每天的生活。
- 我知道造物主對感激的觀點。
- 我知道我是有可能被感激的。

吸引財富

- 我知道如何吸引正面的人和環境。
- 我了解造物主對吸引財富的定義。
- 我了解吸引財富的感覺。
- 我知道如何以最高最好的方式吸引財富。
- 我知道如何在日常生活中吸引財富。
- 我知道造物主對吸引財富的觀點。
- 我知道吸引財富是有可能的。

被遺棄

- 我知道如何在不被遺棄的情況下生活。
- 我了解不被遺棄的感覺是什麼。

折磨

- 我了解不受折磨地過生活的感覺是什麼。

可愛

- 別人都覺得我是可愛的。
- 我了解造物主對可愛的定義。
- 我了解可愛的感覺。
- 我知道如何以最高最好的方式展現自己的可愛。
- 我知道造物主對可愛的觀點。
- 我知道可愛是有可能的。

有吸引力的

- 其他人認爲我很有吸引力。
- 我覺得自己很有吸引力。
- 我了解造物主對吸引力的定義。
- 我了解有吸引力的感覺是什麼
- 我知道如何以最高最好的方式來吸引人。
- 我知道造物主對吸引力的觀點。
- 我知道有吸引力是有可能的。

θ

成爲最好的自己

- 我了解造物主對成爲最好的自己的定義。
- 我能了解成爲最好的自己是什麼感覺。
- 我知道如何以最高最好的方式成爲最好的自己。
- 我知道如何在日常生活中成爲最好的自己。
- 我知道造物主對成爲最好的自己的觀點。
- 我知道成爲最好的自己是有可能。

有能力

- 我是個有能力的人。
- 我了解造物主對有能力的定義。
- 我了解有能力的感覺是什麼。
- 我知道如何用最高最好的方式做到最好。
- 我知道如何有能力地過我的日常生活。
- 我知道造物主對有能力的觀點。
- 我知道有能力是有可能的。

笨拙

- 我了解不笨拙地生活是什麼感覺。
- 我知道如何在日常生活中不顯得笨拙。
- 我知道在日常生活中不笨拙是有可能的。

自若

- 我一向很自若。
- 我了解造物主對自若的定義。
- 我了解自若的感覺。
- 我知道何時該自若。
- 我知道如何以最高最好的方式自若。
- 我知道自若是有可能的。

著迷

- 我了解造物主對著迷的定義。
- 我了解著迷的感覺。

θ

- 我知道如何以最高最好的方式去著迷。
- 我知道如何在每天的生活中都能享受生活在這個世界。
- 我知道造物主對著迷的觀點。
- 我知道著迷是有可能的。

充滿活力

- 我了解造物主對活力的定義。
- 我了解充滿活力的感覺。
- 我知道什麼時候該充滿活力，什麼時候該休息。
- 我知道如何以最高最好的方式充滿活力。
- 我知道如何有活力地過每一天。
- 我知道造物主對充滿活力的觀點。

道德

- 我了解造物主對道德的定義。
- 我了解遵守道德的感覺。

- 我知道如何以最高最好的方式遵守道德。
- 我知道如何有道德地過我的日常生活。
- 我知道造物主對遵守道德的觀點。
- 我知道遵守道德是有可能的。

成爲天才

- 我了解造物主對成爲天才的定義。
- 我了解成爲天才的感覺是什麼。
- 我知道如何以最高最好的方式成爲天才。
- 我知道成爲天才是有可能的。

溫和

- 我明白造物主對溫和的定義。
- 我了解以最高最好的方式表現溫和的感覺。
- 我知道何時應該溫和而堅定。
- 我知道造物主對溫和的觀點。

θ

- 我知道溫和是有可能的。

眞實

- 我了解造物主對眞實的定義。
- 我了解在最高和最好的方式保持眞實的感覺。
- 我知道什麼時候該眞實。
- 我知道如何做到眞實。
- 我知道眞實是有可能的。

扎根

- 我了解造物主對扎根的定義。
- 我了解扎根的感覺是什麼。
- 我知道何時扎根。
- 我知道如何以最高最好的方式扎根。
- 我知道造物主對扎根的觀點。
- 我知道扎根是有可能的。

活在當下

- 我了解造物主對於活在當下的定義。
- 我了解活在當下的感覺。
- 我知道何時活在當下。
- 我知道如何活在當下。
- 我知道如何在每天的生活中活在當下。
- 我知道造物主對活在當下的觀點。
- 我知道活在當下是有可能的。

受尊重

- 我了解造物主對受朋友尊重的定義。
- 我了解受朋友尊重的感覺。
- 我知道如何受到朋友們的尊重。
- 我知道是有可能受到朋友們的尊重。
- 我了解造物主對我被老師們尊重的定義。
- 我了解被老師們尊重的感覺。

θ

- 我知道如何受到老師們的尊重。
- 我知道我有可能受到老師們的尊重。
- 我了解造物主對我被班上同學尊重的定義。
- 我了解被班上同學尊重的感覺。
- 我知道如何受到班上同學們的尊重。
- 我知道我是有可能受到班上同學的尊重。

成爲學者

- 我了解造物主對成爲學者的定義。
- 我了解成爲學者的感覺。
- 我知道如何成爲一個學者。
- 我知道成爲學者是有可能的

明智

- 我了解造物主對明智的定義。
- 我了解明智的感覺。

- 我知道何時該以最高最好的方式展現明智。
- 我知道如何明智。
- 我知道造物主對明智的觀點。
- 我知道明智是有可能的。

相信自己

- 我相信我自己。
- 我是個正向的人。
- 我的性格很好，其他人都很欣賞我的自信。
- 我有很強的信念。
- 希望和夢想讓我感覺很好。
- 我創造了自己的自信，因爲我是成功的。
- 每一天、在各個方面，我都變得更加成功。
- 我很清楚地表明了我的立場。
- 我做正確的決定是因爲我相信自己。
- 自信讓我感覺良好。

θ

燦爛

- 我了解造物主對我靈魂燦爛的定義。
- 我了解燦爛的感覺是什麼。
- 我知道如何變得燦爛。
- 我知道造物主對燦爛的觀點。

事業

- 我知道有事業的感覺是什麼。
- 我知道如何有事業。
- 我知道有事業是有可能的。
- 我知道如何以最高最好的方式經營我的事業。

毫無阻力的改變

- 我了解毫無阻力地以最高最好的方式來體驗改變的感覺。
- 我知道何時可以毫無阻力地體驗變化。
- 我知道如何毫無阻力地體驗變化。

- 我知道毫無阻力地體驗變化是有可能的。

合作

- 我了解造物主對合作的定義。
- 我了解與他人合作的感覺是什麼。
- 我知道何時應該與他人合作。
- 我知道如何與他人合作。
- 我知道如何在日常生活中與人合作。
- 我知道造物主對合作的觀點。
- 我知道合作是有可能的。

溝通

- 我和別人能有很好的溝通。
- 我了解造物主對溝通的定義。
- 我了解溝通的感覺。
- 我知道如何以最高最好的方式溝通。

θ

- 我知道造物主對溝通的觀點。
- 我知道溝通是有可能的。

理解

- 我很容易理解概念。
- 我了解理解的感覺。
- 我知道怎麼樣以最高最好的方式去理解。
- 我知道如何去理解我的日常生活。
- 我知道造物主對理解他人的觀點。
- 我知道被理解是有可能的。

關心

- 我可以以最高最好的方式關心他人。
- 我了解造物主對關心他人的定義。
- 我了解關心他人的感覺是什麼。
- 我知道何時該關心。

- 我知道如何以最高最好的方式去關心。
- 我知道造物主對關心他人的觀點。
- 我知道關心別人是有可能的。

困惑

- 我了解沒有困惑的生活是什麼感覺。
- 我知道怎麼樣以最高最好的方式生活而不感到困惑。
- 我知道如何過我的日常生活而不感到困惑。
- 我知道生活中沒有困惑是有可能的。

體貼

- 我了解造物主對體貼他人的定義。
- 我了解被體貼的感覺。
- 我知道何時該體貼一下。
- 我知道如何體貼人。
- 我知道在我的日常生活中學會體貼。

θ

- 我知道造物主對體貼的觀點。
- 我知道體貼是有可能的。

控制脾氣

- 我明白控制自己脾氣的感覺是什麼。
- 我知道什麼時候該控制自己的脾氣。
- 我知道如何控制自己的脾氣。
- 我知道如何在日常生活中控制自己的脾氣。
- 我知道控制脾氣是有可能的。

協調

- 我是一個會協調的人。
- 我了解造物主對協調的定義。
- 我了解能夠協調的感覺是什麼。
- 我知道如何以最高最好的方式進行協調。
- 我知道如何每天與造物主共同協調。

- 我知道造物主對共同協調的觀點。
- 我知道共同協調是有可能的。

創造力

- 我創造美好的事物。
- 我有美妙的想法。
- 我做了個好夢。
- 我是一個有創造力的人。
- 我有很有趣的想法。
- 每一天、在各個方面，我都變得更有創造力。
- 我在各方面都很有創造力。
- 我喜歡有創意。
- 我找到了創造性的解決方案。
- 我看到了創造力的新前景。
- 我找到了做事情的新方法。
- 我夢見美妙的事情。

θ

- 無論我睡覺或醒來時，都充滿創意。
- 我了解造物主對創造力的定義。
- 我了解富有創造力的感覺。
- 我知道如何發揮創造力。
- 我知道造物主對創造力的觀點。
- 我知道有創意是有可能的。
- 我知道該創造什麼。
- 我了解產生美妙想法的感覺。
- 我了解做美妙的夢是什麼感覺。
- 我知道如何成爲一個有創造力的人。
- 我了解從一切萬有造物主那裡下載迷人點子的感覺。
- 我知道如何從一切萬有造物主那裡下載精彩的創意。
- 我了解用創造性的方法解決難題的感覺。
- 我了解提供有創意的建議的感覺。
- 我了解擁有一個被創造出來的願景是什麼感覺。
- 我了解聰明和機智的感覺。

- 我了解在身體、情感、心理和靈性等各個層面上都富有創造力的感覺。

造物主的聲音

- 我了解造物主對造物主聲音的定義。
- 我了解聽到造物主聲音的感覺是什麼。
- 我知道造物主的聲音是什麼。
- 我知道如何聽到造物主的聲音。

好奇心

- 我了解造物主對好奇心的定義。
- 我了解有好奇心的感覺。
- 我知道何時有好奇心。
- 我知道怎麼樣以最高最好的方式保持好奇心。
- 我知道如何在日常生活中對周圍環境充滿好奇。
- 我知道造物主對好奇心的觀點。

θ

欺騙

- 我了解不被欺騙地過生活是什麼感覺。
- 我知道如何在日常生活中不受欺騙。
- 我知道生活中不受欺騙是有可能的。

可靠性

- 我了解造物主對可靠性的定義。
- 我了解可靠的感覺是什麼。
- 我知道如何用最高最好的方式來變得可靠。
- 我知道造物主對可靠性的觀點。
- 我知道變得可靠是有可能的。

尊嚴

- 我了解造物主對尊嚴的定義。
- 我了解擁有尊嚴的感覺。
- 我知道如何有尊嚴。

- 我知道如何有尊嚴地過我的日常生活。
- 我知道造物主對有尊嚴的觀點。
- 我知道有尊嚴是可能的。

紀律

- 我了解造物主對自律和實現目標的定義。
- 我了解自律和實現目標的感覺。
- 我知道何時該自律，何時該實現目標。
- 我知道如何自律，並以最高最好的方式實現我的目標。
- 我知道如何有規律地過好我的日常生活，並實現我的目標。
- 我知道造物主對自律和實現目標的觀點。
- 我知道自律和實現目標是有可能的。

神性

- 我了解造物主對神性的定義。
- 我了解神性的感覺。

θ

- 我知道如何以最高最好的方式擁有神性。
- 我知道如何在神性中過我的日常生活。
- 我知道造物主對神性的觀點。
- 我知道有神性是有可能的。

夢想

- 我了解造物主讓我夢想成真的定義。
- 我了解夢想成真的感覺。
- 我知道我的夢想會成真。
- 我知道何時讓我的夢想成真。
- 我知道如何實現我的夢想。
- 我知道如何過我的日常生活，看著我的夢想成真。
- 我知道造物主對夢想成真的觀點。
- 我知道我的夢想是有可能實現的。
- 我值得擁有夢想並顯化成真。
- 我知道有夢想是安全的。

- 我知道我何時實現自己的夢想。

優雅

- 我了解造物主對優雅的定義。
- 我了解優雅的感覺。
- 我知道何時該優雅。
- 我知道如何保持優雅。
- 我知道如何優雅地過我的日常生活。
- 我知道造物主對優雅的觀點。
- 我知道優雅是有可能的。

口才

- 我了解造物主對於口才的定義。
- 我了解有說服力的感覺。
- 我知道何時有口才。
- 我知道如何有口才。

θ

- 我知道如何有口才地過我的日常生活。
- 我知道造物主對口才的觀點。
- 我知道有口才是有可能的。

充權

- 我了解信任和相信自己的感覺。
- 我了解人們信任我、相信我的感覺。
- 我了解對自己的行為負責的感覺。
- 我了解做出正確選擇的感覺。
- 我了解為自己與周遭的人做出正確決定的感覺。
- 我了解從人生的挑戰中學習的感覺。
- 我知道獨立的感覺。
- 我知道期待明天的感覺。
- 我知道當我的頭腦變得敏銳和清醒時是什麼感覺。
- 我了解對自己有耐心的感覺。
- 我了解值得信任的感覺。

- 我了解擁有崇高原則的感覺。
- 我了解對自己命運負責的感覺。
- 我了解成功的感覺。

永恆

- 我了解造物主對於永恆的定義。

興奮

- 我了解以最高最好的方式興奮的感覺。
- 我知道何時興奮。
- 我知道如何讓自己的日常生活充滿興奮。
- 我知道造物主對興奮的觀點。
- 我知道興奮是有可能的。

存在

- 我了解造物主對於存在的定義。

θ

擴展

- 我了解造物主對擴展的定義。
- 我了解在各個層面上擴展的感覺。
- 我知道什麼時候該擴展。
- 我知道如何以最高最好的方式來擴展。
- 我知道造物主對心智和靈性上擴展的觀點。
- 我知道擴展是有可能的。

仙子魔法

- 我了解以對我最高最好的方式來感受仙子魔法是什麼感覺。

信心

- 我了解造物主對信心的定義。
- 我了解對他人和自己有信心的感覺。
- 我知道怎麼樣以最高和最好的方式保持信心。
- 我知道造物主對信心的觀點。

- 我知道有信心是可能的。

熱愛

- 我了解造物主對熱愛自己人生的定義。
- 我了解熱愛的感覺。
- 我知道如何以最高最好的狀態熱愛。
- 我知道如何讓自己的日常充滿熱愛。
- 我知道造物主對熱愛的觀點。
- 我知道熱愛是有可能的。

自由

- 我了解造物主對自由的定義。
- 我了解自由的感覺。
- 我知道如何以最高最好的方式獲得自由。
- 我知道如何自由地過我的日常生活。
- 我知道造物主對自由的觀點。

- 我知道自由是有可能的。

頻率

- 我明白造物主對我的振動頻率的定義。

未來

- 我了解造物主對未來的定義。
- 我了解記住未來的感覺。
- 我知道如何以最高最好的方式來記住未來。
- 我知道造物主對未來的看法。
- 我知道記住未來是有可能的。

慷慨

- 我了解造物主對慷慨的定義。
- 我了解慷慨的感覺。
- 我知道何時應該慷慨。

- 我知道如何以最高最好的方式慷慨。
- 我知道如何慷慨地過我的日常生活。
- 我知道造物主對慷慨的觀點。
- 我知道慷慨是有可能的。

遺傳基因

- 我了解造物主對遺傳基因的定義。
- 我了解造物主對遺傳基因的觀點。

目標

- 我了解造物主對目標的定義。
- 我了解有目標的感覺。
- 我知道何時設定目標。
- 我知道如何設定目標。
- 我知道造物主對目標的觀點。
- 我知道設定目標是有可能的。

感激

- 我了解造物主對感激的定義。
- 我了解感激的感覺。
- 我知道何時該感激。
- 我知道如何感激。
- 我知道如何在感激中度過我的日常生活。
- 我知道造物主對感激的觀點。
- 我知道感激是有可能的。

成長

- 我了解造物主對成長的定義。
- 我了解成長的感覺。
- 我知道如何以最高最好的方式成長。
- 我知道如何在成長中度過我的日常生活。
- 我知道造物主對於成長的觀點。
- 我知道成長是有可能的。

罪惡

- 我現在在這裡。
- 我還活著。
- 我現在看清楚了。
- 我現在感覺很好。
- 我對自己的身體感覺很好。
- 我自由了。
- 我值得一個好的人生。
- 我現在可以聽清楚了。
- 我原諒我自己。
- 我現在呼吸。
- 我了解造物主對生活沒有強迫罪惡感的定義。
- 我了解沒有強迫性罪惡感的生活是什麼。
- 我知道如何在日常生活中沒有強迫性罪惡感。

療癒者議題

- 我了解造物主對我的力量負責的定義。
- 我對自己的能力有很好的判斷力。
- 我知道愛是什麼感覺。
- 我知道如何被完全地愛和接受。
- 我知道同儕接受我是什麼感覺。
- 我知道如何把合適的同儕帶給自己。
- 了解自己可以信任誰，我知道這是什麼感覺。
- 我知道如何吸引值得信賴的人來到我的人生中。
- 我知道造物主對朋友的定義。
- 我知道如何吸引與我同頻的朋友到我身邊。
- 我知道擁有造物主的豐盛是什麼感覺。
- 我知道如何運用造物主的豐盛。
- 我知道有錢的感覺。

療癒

- 我很高興。
- 我很健康。
- 我吃好的食物。
- 我喜歡運動。
- 我放鬆。
- 疼痛消失了。
- 我能做到。
- 我是強壯的。
- 我愛我自己。
- 一切都安好。
- 我很好。
- 我的身體很強大。
- 我了解造物主對療癒的定義。
- 我了解療癒別人的感覺。
- 我了解療癒自己的感覺。

- 我了解造物主對即時療癒的定義。
- 我知道何時該療癒別人。
- 我知道如何療癒別人和自己。
- 我知道如何讓自己在日常生活中重生。
- 我知道造物主對療癒的觀點。
- 我知道療癒別人和自己是有可能的。
- 我知道如何透過一切萬有造物主來療癒。

整體性

- 我了解造物主看待整體生命的定義。
- 我知道如何整體性地過我的日常生活。

希望

- 我了解造物主對希望的定義。
- 我了解以最高最好方式擁有希望是什麼感覺
- 我知道怎樣以最高最好的方式擁有希望。

- 我知道如何帶著希望過日常生活。
- 我知道造物主對希望的觀點。
- 我知道擁有希望是可能的。

幻象

- 我了解造物主對幻象的定義。
- 我了解看到生命的幻象是什麼感覺。
- 我知道如何看待生活的幻象。
- 我知道造物主對幻象的觀點。

免疫系統

- 每一天、在各個方面，我的免疫系統都很強壯、很有修復力。
- 我了解造物主對免疫系統應是如何的定義。
- 我了解擁有一個強壯而健康的免疫系統是什麼感覺。
- 我知道如何以最高最好的方式擁有強壯的免疫系統。
- 我知道如何在強壯的免疫系統下生活。

θ

- 我知道造物主對強壯健康的免疫系統的觀點。
- 我知道有一個強壯而健康的免疫系統是有可能的。

進步

- 每一天、在各個方面，我都感到生活有所進步。
- 我了解造物主對進步的定義。
- 我了解進步的感覺。
- 我知道如何以最高最好的方式進步。
- 我知道如何讓我的日常生活有所進步。
- 我知道造物主對進步的觀點。
- 我知道進步是有可能的。

主動

- 我了解造物主對主動性的定義。
- 我了解主動的感覺。
- 我知道如何主動。

- 我知道如何積極主動地過我的日常生活。
- 我知道造物主對主動性的觀點。
- 我知道主動是可能的。
- 我知道如何採取下一步的靈性步驟。
- 我知道別人的空間。
- 我意識到另一個人的空間。
- 我知道如何過著每日的生活而沒有對未知的恐懼。
- 我知道過每日的生活而沒有虛無的恐懼。

洞察力

- 每一天、在各個方面，我都有了更多的洞察力。
- 我了解造物主對洞察力的定義。
- 我了解以最高最好的方式擁有洞察力的感覺。
- 我知道如何有洞察力。
- 我知道造物主對洞察力的觀點。
- 我知道有洞察力是有可能的。

聰明

- 每一天、在各個方面，我都變得更聰明了。
- 我了解造物主對聰明的定義。
- 我了解聰明的感覺。
- 我知道怎麼樣才能以最高最好的方式變得聰明。
- 我知道如何聰明地過我的日常生活。
- 我知道造物主對聰明的觀點。
- 我知道聰明是有可能的。

互動

- 我了解造物主對與所有情況互動的定義。
- 我了解互動的感覺。
- 我知道在任何情況下何時該互動。
- 我知道在任何情況下該如何互動。
- 我知道如何在日常生活中與各種情況互動。
- 我知道在任何情況下都可以互動。

壯麗

- 我了解造物主對壯麗的定義。
- 我了解壯麗的感覺。
- 我知道如何以最高最好的方式來變得壯麗。
- 我知道怎麼樣把我的日常生活過得很壯麗。
- 我知道造物主對壯麗的觀點。
- 我知道壯麗是有可能的。

顯化

- 我了解造物主對顯化的定義。
- 我理解以最高最好的方式顯化的感覺。
- 我知道何時顯化。
- 我知道如何顯化。
- 我知道怎麼樣過我的日常生活，以顯化出好的一面。
- 我知道造物主對顯化的觀點。
- 我知道顯化是有可能的。

θ

精通

- 我了解造物主對精通的定義。

記憶

- 我喜歡我自己。
- 我的大腦像海綿一樣地吸收信息。
- 我可以把各種想法聯繫起來。
- 我有無限的記憶能力。
- 我能清晰地記得。
- 我記得圖像。
- 我記得事情的眞相。
- 我能成功地記住面孔、名字和事件。
- 我每天都在練習提高我的記憶力。
- 我很放鬆，很容易記住。
- 我很容易就能回憶起考試信息。
- 我了解造物主對記憶的定義。

- 我了解擁有良好的記憶力是什麼感覺。
- 我知道怎麼樣才能有好記性。
- 我知道有個好記性是有可能的。
- 我能了解輕鬆記憶的感覺。
- 我知道擁有無限的記憶能力是有可能的。
- 我了解在圖像中回憶的感覺。
- 我知道如何在圖像中記憶。
- 我了解把新與舊的記憶聯繫起來的感覺。
- 我了解在壓力大的情況下去回憶是什麼感覺。

頭腦清楚

- 我了解造物主對頭腦清楚的定義。
- 我了解頭腦清楚的感覺。
- 我知道如何以最高最好的方式保持頭腦清楚。
- 我知道如何清晰地過好我的日常生活。
- 我知道造物主對頭腦清楚的觀點。

θ

- 我知道保持頭腦清楚是有可能的。

憐憫

- 我了解造物主對憐憫的定義。
- 我了解憐憫的感覺。
- 我知道何時憐憫。
- 我知道怎麼樣以最高最好的方式去憐憫。
- 我知道如何帶著憐憫的心過我的日常生活。
- 我知道造物主對憐憫的觀點。
- 我知道憐憫是有可能的。

玄學

- 我了解造物主對玄學的定義。
- 我知道怎麼樣以最高最好的方式有靈性。
- 我知道造物主對形上學的觀點。
- 我知道沒有小我也能很靈性是有可能的。

通靈

- 我了解造物主對通靈的定義。
- 我了解在最高最好的狀態下變得很靈通的感覺。
- 我知道何時該通靈。
- 我知道如何通靈。
- 我知道造物主對通靈的觀點。
- 我知道通靈是有可能的。

高尚

- 我了解造物主對高尚的定義。
- 我了解高尚的感覺。
- 我知道何時高尚。
- 我知道如何以最高最好的方式來變得高尚。
- 我知道怎麼樣才能高尚地過我的日常生活。
- 我知道造物主對高尚的觀點。
- 我知道高尚是有可能的。

無所不在

- 我了解造物主對無所不在的定義。
- 我了解以最高最好的方式使創造力無所不在的感覺。
- 我知道如何讓創造力無所不在。
- 我知道如何在日常生活中與一切萬有合一。
- 我知道造物主對無所不在的觀點。
- 我知道人是有可能無所不在的。

熱情

- 我了解造物主對熱情的定義。
- 我了解用最高最好的方式來充滿熱情的感覺是什麼。
- 我知道何時該充滿熱情。
- 我知道如何保持熱情。
- 我知道如何充滿熱情地過我的日常生活。
- 我知道造物主對熱情的觀點。
- 我知道有熱情是有可能的。

耐性

- 我是個有耐心的人。
- 耐性是寬容。
- 耐性是理解。
- 耐性是天性。
- 耐性是好的。
- 我對自己很有耐性。
- 我對別人有耐性。
- 我喜歡有耐性。
- 我了解造物主對耐性的定義。
- 我了解有耐性是什麼感覺。

可能性

- 我了解造物主對可能性的定義。
- 我了解擁有各種可能性的感覺。
- 我知道我有很多可能性的選擇。

θ

- 我知道何時有可能性。
- 我知道如何以最高最好的方式擁有各種可能性。
- 我知道如何帶著各種可能性過我的日常生活。
- 我知道造物主對可能性的觀點。

潛力

- 我可以往各方面成長。
- 我有無限的個人潛力。
- 我是個樂觀的人。
- 每一天都標誌著我個人意識裡的一個新高峰。
- 我的靈魂沒有極限。
- 獨立就是力量。
- 我心裡只有善良。
- 其他人尊重我、相信我的潛力。
- 人們知道我是一個強壯的人。

珍貴

- 我了解造物主對生命珍貴的定義。
- 我知道造物主對於珍貴的觀點。

安靜

- 我了解造物主對安靜的定義。
- 我了解安靜的感覺、傾聽造物主的感覺。
- 我知道何時安靜。
- 我知道如何以最高最好的方式安靜。
- 我知道造物主對安靜的觀點。
- 我知道保持安靜是有可能的。

光輝

- 我了解造物主對向他人散播喜悅的定義。
- 我了解容光煥發的感覺。
- 我知道如何以最高最好的方式發出光芒。

- 我知道如何讓自己的日常生活散發出正面光芒。
- 我知道造物主對光芒的觀點。
- 我知道是有可能散發出一切萬有造物主的能量光。

尊重他人

- 我了解造物主對尊重他人的定義。
- 我了解尊重他人的感覺。
- 我知道何時尊重別人。
- 我知道如何尊重他人。
- 我知道如何在日常生活中尊重他人。
- 我知道造物主對尊重他人的觀點。
- 我知道尊重他人是有可能的。

獎勵

- 我了解造物主對獎勵的定義。
- 我了解得到最高最好的獎勵是什麼感覺。

- 我知道什麼時候該獎勵別人。
- 我知道如何獲得獎勵。
- 我知道造物主對獎勵的觀點。
- 我知道是有可能得到獎勵的。

節奏

- 我了解造物主對節奏的定義。
- 我知道如何以最高最好的方式感受創造的節奏。
- 我知道如何有節奏地過我的日常生活。
- 我知道造物主對節奏的觀點。
- 我知道有節奏是有可能的。

浪漫

- 我了解造物主對浪漫的定義。
- 我了解以最高最好的方式來過得浪漫的感覺。
- 我知道什麼時候浪漫對我來說是最好的。

- 我知道如何在我的生活中浪漫。
- 我知道造物主對浪漫的觀點。
- 我知道和伴侶過得浪漫是有可能的。

滿足

- 我了解造物主對滿足的定義。
- 我了解在最高最好的狀態下滿足的感覺。
- 我知道何時是滿足的。
- 我知道怎麼樣才能滿足。
- 我知道怎麼樣才能讓我的日常生活過得滿足。
- 我知道造物主對滿足的觀點。
- 我知道是可以滿足的。

自信

- 我有自信。
- 人們認爲我很自信。

- 我了解造物主對自信的定義。
- 我了解自信的感覺。
- 我知道如何以最高最好的方式有自信。
- 我知道如何自信地過我的日常生活。
- 我知道造物主對自信的觀點。
- 我知道自信是有可能的。

自我控制

- 我了解造物主對自我控制的定義。
- 我知道什麼是自我控制。
- 我了解以最高最好的方式來自我控制的感覺。
- 我知道何時自我控制。
- 我知道如何自我控制。
- 我知道如何自我控制地過我的日常生活。
- 我知道造物主對自我控制的觀點。
- 我知道自我控制是有可能的。

意義重大

- 我了解造物主對意義重大的定義。
- 我了解意義重大的感覺。
- 我知道何時意義重大。
- 我知道如何以最高最好的方式變得意義重大。
- 我知道如何讓我的日常生活變得有意義。
- 我知道造物主對意義重大的觀點。
- 我知道意義重大是有可能的。

誠意

- 我了解造物主對誠意的定義。
- 我了解誠意的感覺。
- 我知道什麼是誠意。
- 我知道何時該誠意。
- 我知道如何以最高最好的方式表達誠意。
- 我知道如何有誠意地過我的日常生活。

- 我知道造物主對誠意的觀點。
- 我知道誠意是有可能的。

抽煙

- 我可以戒菸。
- 在我戒菸之前，我會少抽。
- 我對吸煙不感興趣。
- 我可以改掉吸煙的習慣。
- 我知道戒煙是什麼感覺。
- 我知道如何戒煙。
- 我知道如何在不抽煙的情況下生活。
- 我知道不抽煙地過生活是有可能的。

精緻

- 我了解造物主對精緻的定義。
- 我了解精緻的感覺。

- 我知道如何以最高最好的方式變得精緻。
- 我知道如何精緻地過我的日常生活。
- 我知道造物主對精緻的觀點。
- 我知道精緻是有可能的。

生命之光

- 我了解造物主對生命之光的定義。
- 我了解身為造物主的光是什麼感覺。

演講和寫作

- 我溝通無礙。
- 談話對我來說是很容易的。
- 我寫出有趣的想法。
- 人們對我的想法感興趣。
- 我天生就很會談話。
- 我是一個天生的演說家。

- 我把複雜的想法變得簡單。
- 我把我的想法說得清清楚楚、寫得清清楚楚。
- 我演說得很輕鬆，也很容易被人理解。

靈性

- 我了解造物主對靈性的定義。
- 我了解以最高最好的方式擁有靈性的感覺。
- 我知道造物主對靈性的觀點。
- 我知道有靈性是可能的。

輝煌

- 我了解造物主對輝煌的定義。
- 我了解輝煌的感覺。
- 我知道造物主對輝煌的觀點。

θ

自發性

- 我了解造物主對自發性的定義。
- 我了解自發性的感覺。
- 我知道何時自發。
- 我知道如何以最高最好的方式擁有自發性。
- 我知道如何自發性地過我的日常生活
- 我知道造物主對自發性的觀點。
- 我知道有自發性是有可能的。

力量

- 我了解造物主對力量的定義。
- 我了解強壯的感覺。
- 我知道力量是什麼。
- 我知道如何以最高最好的方式變得強大。
- 我知道如何充滿力量地過我的日常生活。
- 我知道造物主對力量的觀點。

- 我知道強壯是有可能的。

壓力

- 我知道如何放鬆。
- 我喜歡用運動來緩解壓力。
- 我可以改變導致壓力的情況。
- 我很重要。
- 我釋放壓力。
- 我按時吃飯。
- 我識別壓力並釋放它。
- 我喜歡人。
- 人喜歡我。
- 成功是我的。

研習

- 我要成功。

- 我知道如何安排學習時間。
- 我喜歡學習。
- 我知道如何在考試中放鬆
- 我的大腦輕鬆地吸收信息。
- 我記得我學了什麼。
- 我記得考試時的正確答案。

成功

- 我了解造物主對成功的定義。
- 我了解成功的感覺。
- 我知道什麼是成功。
- 我知道如何以最高最好的方式成功。
- 我知道造物主對成功的觀點。
- 我知道成功是有可能的。

支持

- 我了解造物主對支持的定義。
- 我了解得到支持的感覺。
- 我知道什麼是支持。
- 我知道如何得到最高最好的支持。
- 我知道如何依靠支持過我的日常生活。
- 我知道造物主對支持的觀點。
- 我知道被支持是有可能的。

教學

- 我了解造物主對教導他人的定義。
- 我了解教別人是什麼感覺。
- 我知道怎樣以最高最好的方式教導別人。
- 我知道造物主對教學的觀點。
- 我知道教導別人是有可能的。

θ

時間管理

- 我知道如何明智地安排時間。
- 我知道如何在不被打擾的情況下創造安靜的時間。
- 我有足夠的時間。
- 我是自己日程安排的主人。
- 我知道如何從今天開始為明天做計劃。
- 計劃給了我更多的樂趣。
- 我很有彈性，同時也很堅持。
- 我知道並處理相互衝突的時間需求。
- 可能性向來是有的。
- 我知道如何設定自己的優先事項。
- 規劃能讓我在最短的時間內獲得最大的收益。
- 我現在就採取行動。
- 我對自己的判斷力和做事的輕重緩急很有信心。

理解

- 我了解造物主對理解的定義。
- 我了解理解別人的感受。
- 我知道什麼是理解。
- 我知道如何以最高最好的方式去理解別人。
- 我知道如何去理解我的日常生活。
- 我知道造物主對理解的觀點。
- 我知道是有可能去理解的。

合一

- 我了解造物主對合一的定義。
- 我了解合一的感覺。
- 我知道合一是什麼。
- 我知道造物主對合一的觀點。

0

提升

- 我了解造物主對提升的定義。
- 我了解提升自己和他人的感覺。
- 我知道如何提升自己和他人。
- 我知道如何在日常生活中以最高最好的方式提升自己和他人。
- 我知道造物主對提升自己和他人的觀點。
- 我知道提升自己和他人是有可能的。

價值

- 我了解造物主對萬物價值的定義。
- 我了解有價值的感覺。
- 我知道什麼是價值。
- 我知道如何過有價值的日常生活。
- 我知道造物主對價值的觀點。
- 我知道有價值是可能的。

變通

- 我了解造物主對變通的定義。
- 我了解變通的感覺。
- 我知道什麼是變通。
- 我知道如何用最高最好的方式變通。
- 我知道造物主對變通的觀點。
- 我知道變通是有可能的。

遠見

- 我了解造物主對遠見的定義。
- 我了解有遠見的感覺。
- 我知道如何以最高最好的方式成爲一個有遠見的人。
- 我知道如何充滿遠見地過我的日常生活。
- 我知道造物主對有遠見的人的觀點。
- 我知道成爲有遠見的人是可能的。

θ

減重

- 我對自己的飲食負責。
- 我覺得自己很有魅力，也很苗條。
- 我喜歡吃水果和蔬菜。
- 我喜歡運動。
- 我知道如何運動。
- 我喜歡少吃。
- 我了解少吃的感覺。
- 我知道如何少吃。
- 我知道如何過少吃的日常生活。
- 我知道少吃是有可能的。
- 我了解健康飲食的定義。
- 我了解吃得健康是什麼感覺。
- 我知道怎麼樣吃得健康。
- 我知道如何飲食健康地過我的日常生活。
- 我知道造物主對健康飲食的觀點。

- 我知道吃得健康是有可能的。
- 我了解造物主對美麗和苗條的定義。
- 我了解迷人和苗條的感覺。
- 我知道有可能既迷人又苗條。
- 我了解造物主對減重的定義。
- 我了解減重的感覺。
- 我知道如何減重。
- 我了解每天減重的感覺。
- 我了解運動的感覺。
- 我知道如何負責任地運動。
- 我知道如何在日常生活中運動。
- 我知道運動是有可能的。
- 我了解用運動代替吃飯的感覺。
- 我知道如何自我感覺良好。
- 我知道吃對身體有益的食物是什麼感覺。
- 我知道如何在日常生活中不暴飲暴食。

- 我知道如何在日常生活中不因體重而挫敗。

擔憂

- 擔憂沒有好處。
- 我不再擔憂了。
- 我了解無憂無慮的感覺。
- 我知道怎麼樣無憂地過我的日常生活。
- 我知道生活中沒有擔憂是有可能的。
- 我了解擁有健康的人生觀是什麼感覺。
- 我了解不讓別人貶低我是什麼感覺。
- 我了解永不放棄的感覺。
- 我知道如何讓自己的生活充滿美好和希望。
- 我了解作爲一個負責任的人的感覺。
- 我了解相信自己的感覺。
- 我了解尊重別人的感覺。
- 我了解擁有堅韌和智慧的感覺。

- 我了解每天從造物主那裡得到豐盛和正向的思想是什麼感覺。
- 我知道我已知的和未知的感官是有可能尋求正面的感覺的。
- 我了解如何在生活的各個方面保持平衡。
- 我了解關心和擔心的區別。
- 我了解用正向的眼光看待未來的感覺。
- 我了解被灌輸正面思考的感覺。
- 我了解過去、現在和未來融爲一體的感覺。
- 我了解透過造物主掌握自己命運的感覺。

26 選修DNA3的先決條件

以下是使用DNA3信息的先決條件。每天應遵循並實踐這些準則和練習。

記住，一切萬有的造物主才是療癒者

永遠記得眞正的療癒者是一切萬有的造物主。身爲療癒師，我們的工作是傾聽和關愛所療癒的對象、爲他們祈禱，並見證萬有造物主所做的療癒。如果您的動機不是來自對造物主的崇敬及深刻的愛，您的療癒能力會受限。

接受療癒

療癒要有效，必須有來自療癒者及其個案雙方對療癒本身的相信程度。

愛護人們

做爲一位療癒者，要去愛每一個來到您面前的人。然而，對於眞相及自己還是要保有正確的判斷力。

見證療癒

療癒者的工作是見證萬有造物主的療癒過程，及知道如何認出療癒已經發生。見證身體上的治療、改寫信念程式、教某種感覺等等，都是療癒。光是改寫一個人的信念，讓他知道他是「値得來自萬有造物主的愛」，這本身就是療癒。教別人如何「愛自己」，也是一種療癒。在改寫信念程式之後，每一個人的生活都會有所改進，就是最好的證明。

做一個承諾

承諾會持續進行這份工作；承諾會掌握存有七界的每一界；承諾會練習希塔療癒；承諾會盡力做到最好。讓自己知道：你已經獲得進行這份工作的權利。

活在喜樂中

將喜樂的能量散播到全世界。感受全身上下都有喜樂的笑聲！知道一切萬有的造物主保護著您，您現在不受邪靈所影響，它不能依附於您。您可以自由自在地去散播神喜樂及愛的力量。

練習遠程觀看

練習進入身體及探索不同系統，直到您能自在地及正確地做這件事。練習遠程觀看。

每天練習解讀

練習是關鍵。

解讀時不帶怒氣

怒氣會阻止您得到想要的解讀結果。如果您生氣，就無法體會您想要或需要的訊息。身爲療癒者，您必須找出您對自己或別人生氣的原因。走出那個房間，馬上爲自己做信念或感覺工作。您對某人的怒氣很可能就是您對自己怒意的反射。

儘管有這些情況，您仍面臨著需要維持一個良好能量場的挑戰。無論如何，當一天結束時，接地，回到自身，清理及保持好心情。

每一個人都是其自身既定的模式

幫別人讀取及療癒，會讓您習慣走出自己的框架、進入別人的思想與知覺模式中。記住，您所以爲的事實，可能根本不是這麼一回事。當您進入另一人的空間時，在整個解讀過程中，您是在跟他們的模式、他們的世界互動，那不是您自己的模式。永遠要求造物主讓你從最高最好的觀點來看他們。

您也許會看到他們可能想繼續病下去。做爲療癒師，您的工作不是去批評他們，而是問這個人，「這樣做對您的幫助是什麼？」

採取行動

沒有行動的話，什麼事都不會發生。「想做」（拖延）和「眞正去做」，無論在具體上或抽象上，都有明顯的不同。

操控時間

記住，時間是歸在重力法則之下，相對而言，這是比較可以操控改變的法則之一。時間是一種幻相。見證即時療癒就是操控時間的一個例子。練習到您的上方去下指令，使時間延緩或縮短。

藉由學習如何巧妙地操控時間，就能破除祖先遺留給我們的幻相——認爲生命控制著自己，而我們只是生命的參與者。事實上，我們的人生是我們自身既定框架的投射，是我們自己創造出來的。我們實際上可以破除受命運捆綁，並下指令創造想要的人生，而且允許它發生。

體驗存有的每一界

上去第七界，要求從第七界去體驗其他界，以造物主爲您的嚮導。這將避免您被各界的大腦糖果干擾，並爲您提供每一界的清晰視角，保持專注。

用顯化來改變您的人生

您想要改變人生中的什麼呢？您想要下一年有什麼事發生呢？您可以實現這些願望：良好的健康、靈魂伴侶來到生命中、要求想要的經濟狀況。記住，您生命的實相是您創造出來的。

堅持不懈!!

繼續前進……。

傳送夢

到您空間的上方，傳送夢給某人。做這件事最好的時間是凌晨三點，這是一個人對訊息接受程度最高的時候。他們會夢到自己在跟您說話。

維持夢、傳送夢或從夢裡回來，能讓您學會如何在星光層（Astral Plane）裡控制時間。

以開放的心去學新的能力

將幫助您以開放的心態爲您的生活帶來改變。

送正面的想法給特定的人

超越您的空間，給別人正面的想法（您需要確認他們是否收到了您發給他們的想法）。

將您的程式設定爲：每個與您合作的人都感覺良好和快樂

如果您有這個程式，您的個案會想再回來。有些療癒者不喜歡生病的人，有些根本就不喜歡人。療癒者應該測試自己是否有這些程式：「我討厭人」或「我討厭生病的人」。

能力有多強，責任就有多重

注意您的想法！要意識到您在用您的顯化做什麼！您在希塔的時間越長，您的想法就會在您的生活中出現得越多。所以要清楚您想要什麼，不要低估自己，總是要求最高最好的。例如，如果您想要錢，就要求以最高、最好的方式得到它。如果您想要成功，要清楚您想要什麼樣的成功。如果您要求耐心，造物主會給您需要耐心去對待的人。如果您要求看到眞相，也許眞相並不是您想看到的。如果您要求一個即時的療癒，那麼一切萬有的造物主將會使您處於這種境況，直到它發生，所以要求以最高和最好的方式去實現療癒。

執著

預期療癒的發生，但不要執著於結果。一切萬有的造物主是療癒師，結果來自造物主。跟您的個案說，「我見證一切萬有造物主進行療癒，讓我們看看會發生什麼事。」如果沒有達成您要的結果，表示還有信念挖掘的工作要做。

活在當下

許多人活在過去、活在未來或活在幻想當中。人們可能不會意識到他們此刻正與您度過美好時刻，直到他們隔天記起！

我們花很多時間活在自己的故事裡，忘了活在當下。身爲靈性的存有，我們發覺這個世界與其現實是嚴峻的，我們經常想要逃走，因此錯失了與此地、與此刻的連結。即使在療癒過程中我們會擴大到其他時空，然而任何療癒的起點都是「現在」。

感謝活著

每天都充滿感激的心。呼吸空氣，看天上的雲，感謝您周圍所有的生命。

相信、知道、生活

首先，「相信」療癒可以發生；接著，「知道」它可以發生；然後，「活」在療癒當中。

對自己下功夫！

對自己做的信念轉換及下載新的信念程式越多，就越會成爲一個能清楚區分訊息的療癒者，您的能力會更快提升，阻擋您成爲有效率療癒者的障礙也就越少。

利用每次與人互動的機會學習和成長。請記住，和善地對待及鼓勵自己，因爲您正勇敢地走在以前沒有走過的路上……。

θ

允許您自己活在第七界的認知裡

學習如何不帶恐懼及怒氣地活著，允許您自己活在第七界的認知裡。知道一切終將變好，一切萬有的造物主一直與您同在。

我們的目標是達到第七界的意識。

27 維安娜語錄

- 每天和造物主交談。
- 每天都要感謝造物主。
- 尊重一切形式的生命。
- 事情並不像看上去的那樣。
- 思想的速度比光還快。它們有實質性的能量，所以小心您的想法。
- 每天都做些值得驕傲的事。
- 慢下來，注意空氣和光，感激生命。
- 行動力是最重要的。
- 輕而易舉。
- 就是如此。
- 儘可能不要去傷害任何人或事。

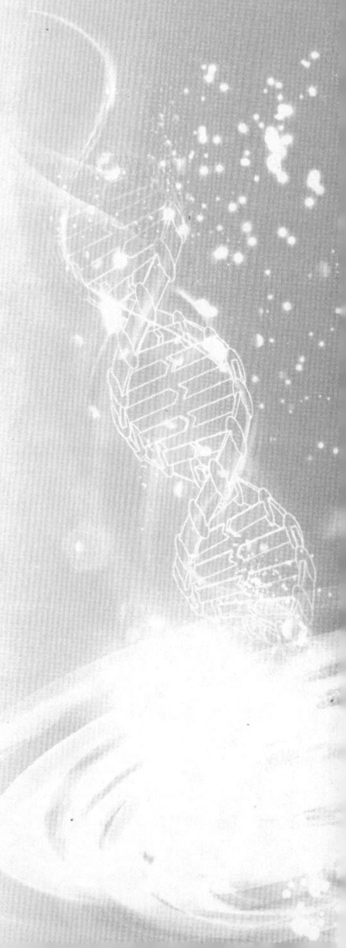

• 看到人們的眞相並仍然愛他們。

• 療癒師經歷了一個過程：首先，我們相信；然後，我們領悟；接下來，我們去創造我們的人生。

• 我們有很多時間都浪費在沒有用的思想形式上。我們必須學會專注並將思想能量引導至神聖意識。

• 生活得就像沒有秘密一樣，將生活當作一本公開的書，這樣您就可以告訴任何人今天自己做了什麼。

• 有時候，最好的秘密是透過與世界分享而得以保留。

• 只要您與造物主建立連結，您就可以愛所有人，包括那些您覺得苛薄的人。

• 預言的力量正是利用宇宙的力量。

• 實像總是在等我們去確認。只有當您相信這個實像時，它才能在您個人層面上變爲現實。

• 在這個存有界的大多數問題，都是由我們與造物主分離的錯覺所引起的。

後記

蓋伊・斯蒂博（Guy Stibal）

在今日，有數以百萬計的人們透過信息尋找靈性的答案，這也許是人類有史以來第一次獲得如此驚人的信息。而今一般人可以接觸到的另類文學，其規模之大，在一百年甚至五十年前，都是難以想像的。古老的信念體系，也就是從集體意識中浮現出來的以及神聖的信念體系，都變得觸手可及。

作爲靈性知識的探索者，我們沒有意識到我們現在所擁有之不可思議的自由。我們有責任珍惜這種自由，並充分利用在幾個世紀以來一直受到謹慎保護、僅通過口耳相傳而很少記錄下來的信息。這些信息被秘密組織迅速地隱藏起來，以防止遭到濫用。

由於湧入許多不同傳統和療法的知識，就像是一頓豐盛的自助餐擺在我們面前，我們必須小心，不要讓靈性消化不良了。在進入下一個探索之前，最好是徹底地學習和消化一種信念體系。就屬靈性的知識而言，良好的常識如蜂蜜般甜美。然而我們永遠不應該忘記，我們現在享受的自由可能會導致過度刺激，甚至自負。

利他主義和良好判斷應該照亮我們在所有事情上前進的道路，包括了能量療癒。如果我們想要希塔療癒事業受到尊重，那麼我們的希塔療癒師就必須是受人尊敬的。**爲了讓任何信念體系經受得住時間的考驗，必須允許它在純粹中形成，它必須在足夠長的時間內保持純粹和不變，以使人類的意識形態發生轉變**。如果這些靈性教導要保持神聖，就必須超越一般大腦的觀點，亦即理性的智慧是實相的最高權威。這種罕見神秘知識的純粹性可以成爲一種內在的靈知——一種啓蒙的點燃，以一種清晰而直接的方式強調並凸顯了超自然的經驗，並與我們產生共鳴，直到生命最核心。然後，我們就可以對這些知識產生深刻的共鳴，這些知識在某種程度上很容易就超越了理性的要求，並被有意識的心靈作爲眞理接受而不起衝突。

更多信息

希塔療癒課程

希塔療癒是由維安娜．斯蒂博所創建的能量療癒方式，總部設在愛達荷州的安曼，擁有世界各地的認證教師。希塔療癒的課程和書籍爲開發心靈療癒能力的療癒指南。

由維安娜老師認證的希塔療癒師課程（每堂課都將提供講義手冊）：

- 基礎希塔療癒療癒師課程
- 進階希塔療癒療癒師課程
- 希塔療癒直觀人體解析療癒師課程
- 希塔療癒彩虹小孩療癒師課程
- 希塔療癒顯化與豐盛療癒師課程
- 希塔療癒疾病學療癒師課程
- 希塔療癒世界關係療癒師課程
- 希塔療癒DNA 3療癒師課程

由維安娜在希塔療癒知識學院獨家教授的認證課程（每堂課都將提供講義手冊）：

- 基礎希塔療癒講師課程
- 進階希塔療癒講師課程
- 希塔療癒直觀人體解析講師課程
- 希塔療癒彩虹小孩講師課程
- 希塔療癒疾病學講師課程
- 希塔療癒世界關係講師課程
- 希塔療癒DNA3講師課程

圖書（目前可購買到的書籍）：

《希塔療癒》（橡樹林出版，二〇二〇年）

《希塔療癒疾病學》（暫譯，*ThetaHealing Diseases and Disorders*，*Hay House*，二〇一一年）

有關希塔療癒課程時間表的更多信息，請聯繫：

THInK®

THETAHEALING INSTITUTE OF KNOWLEDGE

希塔療癒知識學院

ATANAHA

29048 BROKEN LEG ROAD, BIGFORK, MONTANA 59911

USA

辦公室：（406）206 3232

信箱：INFO@THETAHEALING.COM

網站：WWW.THETAHEALING.COM

眾生系列 JP0177

進階希塔療癒：加速連結萬有，徹底改變你的生命！
Advanced Theta Healing®: Harnessing the Power of All That Is

作　　者／維安娜・斯蒂博（Vianna Stibal）
譯　　者／安老師（陳育齡）
責任編輯／徐煖宜
封面設計／兩棵酸梅
內頁排版／歐陽碧智
業　　務／顏宏紋
印　　刷／韋懋實業有限公司

發 行 人／何飛鵬
事業群總經理／謝至平
總 編 輯／張嘉芳
出　　版／橡樹林文化
城邦文化事業股份有限公司
115 台北市南港區昆陽街 16 號 4 樓
電話：(02)2500-0888　傳眞：(02)2500-1951
發　　行／英屬蓋曼群島商家庭傳媒股份有限公司城邦分公司
115 台北市南港區昆陽街 16 號 8 樓
客服服務專線：(02)25007718；25001991
24 小時傳眞專線：(02)25001990；25001991
服務時間：週一至週五上午 09:30 ～ 12:00；下午 13:30 ～ 17:00
劃撥帳號：19863813　戶名：書虫股份有限公司
讀者服務信箱：service@readingclub.com.tw
香港發行所／城邦（香港）出版集團有限公司
香港九龍土瓜灣土瓜灣道 86 號順聯工業大廈 6 樓 A 室
電話：(852)25086231　傳眞：(852)25789337
Email: hkcite@biznetvigator.com
馬新發行所／城邦（馬新）出版集團【Cité (M) Sdn.Bhd. (458372 U)】
41, Jalan Radin Anum, Bandar Baru Sri Petaling,
57000 Kuala Lumpur, Malaysia.
電話：+6(03)-90563833　傳眞：+6(03)-90576622
Email：services@cite.my

初版一刷／ 2021 年 2 月
初版十刷／ 2024 年 3 月
ISBN ／ 978-986-99764-2-8
定價／ 620 元

城邦讀書花園
www.cite.com.tw

國家圖書館出版品預行編目（CIP）資料

進階希塔療癒：加速連結萬有，徹底改變你的生命！／維安娜・斯蒂博（Vianna Stibal）著；安老師（陳育齡）譯. -- 初版. -- 臺北市：橡樹林文化，城邦文化事業股份有限公司出版：英屬蓋曼群島商家庭傳媒股份有限公司城邦分公司發行，2021.02
面；　公分. --（眾生；JP0177）
譯自：Advanced thetahealing : harnessing the power of all that is
ISBN 978-986-99764-2-8（平裝）

1. 心靈療法　2. 能量　3. 自我實現

418.98　　110000772

115 台北市南港區昆陽街 16 號 4 樓

城邦文化事業股份有限公司
橡樹林出版事業部　收

請沿虛線剪下對折裝訂寄回，謝謝！

|橡|樹|林|

書名：進階希塔療癒：加速連結萬有，徹底改變你的生命！
書號：JP0177

橡樹林文化
讀者回函卡

感謝您對橡樹林出版社之支持，請將您的建議提供給我們參考與改進；請別忘了給我們一些鼓勵，我們會更加努力，出版好書與您結緣。

姓名：＿＿＿＿＿＿＿＿＿＿　□女　□男　生日：西元＿＿＿＿＿年

Email：＿＿＿＿＿＿＿＿＿＿＿＿＿＿＿＿＿＿＿＿

●您從何處知道此書？

□書店　□書訊　□書評　□報紙　□廣播　□網路　□廣告 DM　□親友介紹

□橡樹林電子報　□其他＿＿＿＿＿＿

●您以何種方式購買本書？

□誠品書店　□誠品網路書店　□金石堂書店　□金石堂網路書店

□博客來網路書店　□其他＿＿＿＿＿＿

●您希望我們未來出版哪一種主題的書？（可複選）

□佛法生活應用　□教理　□實修法門介紹　□大師開示　□大師傳記

□佛教圖解百科　□其他＿＿＿＿＿＿

●您對本書的建議：

＿＿＿＿＿＿＿＿＿＿＿＿＿＿＿＿＿＿＿＿

＿＿＿＿＿＿＿＿＿＿＿＿＿＿＿＿＿＿＿＿

＿＿＿＿＿＿＿＿＿＿＿＿＿＿＿＿＿＿＿＿

＿＿＿＿＿＿＿＿＿＿＿＿＿＿＿＿＿＿＿＿

＿＿＿＿＿＿＿＿＿＿＿＿＿＿＿＿＿＿＿＿